KLAUS BOLZANO

Kranke Medizin?

KLAUS BOLZANO

Kranke Medizin?

Die Kunst Arzt oder Patient zu sein

GOLDEGG VERLAG

ISBN: 978-3-901880-30-8

Mommsengasse 4/2 • A-1040 Wien
Telefon: +43 (0) 1 5054376-0
E-Mail: office@goldegg-verlag.at
http://www.goldegg-verlag.at
Lektorat und Herstellung: Goldegg Verlag

MEINEM LEHRER
HERBERT BRAUNSTEINER
GEWIDMENT

Vorwort

Als Arzt erlebte ich die rasante Entwicklung der modernen Medizin mit. Ich war glücklich, dass sich aus dieser Entfaltung meines Fachs so viele neue Möglichkeiten, sowohl für die Diagnose als auch für die Therapie, auftaten. Mit dieser Fülle an Neuem traten aber auch zunehmend Probleme, wie z. B. Schwierigkeiten im Umgang zwischen Ärzten und Patienten (neben vielen andern), auf. Auf diese Ungereimtheiten wurde ich allerdings erst so richtig aufmerksam, als ich selbst ernstlich erkrankte. Auf Grund solcher Erfahrungen fand ich es sinnvoll, vor einigen Jahren für die Innsbrucker Medizinstudenten eine Vorlesung mit dem Titel „Die philosophischen und theologischen Grundlagen der Medizin" anzubieten. Mit Hilfe von Gesprächen mit Medizinstudenten – die Vorlesung war eher ein Seminar mit einigen Interessierten – wurde ich immer mehr auf einen tief sitzenden menschlichen Defekt aufmerksam. Hingewiesen auf diese Störung wurde ich durch die revolutionären Hypothesen des französischen Literaturwissenschaftlers René Girard. Seine Gedanken öffneten uns, mir und den Studenten, einen völlig neuen Horizont: Wir wissen zwar, dass Menschen ihrem Wesen nach auf andere Menschen ausgerichtet sind (das haben bereits die Versuche des Staufferkaisers Friedrichs II.* unterstrichen), aber die menschlichen Beziehungen sind keineswegs nur liebevoll, sondern oft von Hass geprägt, wie es uns beispielsweise die Jahre 1933–1945 mehr als anschaulich vorgeführt haben. Girard (am besten hat er es in seinem Buch „Figuren des Begehrens" beschrieben) kann nun

---

* Kaiser Friedrich II. Hohenstauffen wollte die menschliche Ursprache ermitteln. Er ließ daher Säuglinge aufziehen, die Nahrung und jede Pflege erhielten, mit denen aber nicht gesprochen wurde. Diese Säuglinge blieben sprachlos und starben. Diese Geschichte (möglicherweise eine Legende) wird oft als Beispiel dafür angeführt, dass der Mensch ohne Sozialkontakte, und die bestehen wesentlich im sprachlichen Kontakt, nicht lebensfähig ist.

sehr plausibel nachweisen, dass die Menschen ihr Leben nicht nach ihren eigenen Vorstellungen ausrichten, sondern nach dem Willen und den Wüschen anderer. Er stellt glaubhaft dar, dass wir das begehren, was andere begehren – und zwar nur deshalb, weil diese es begehren. Es ist einleuchtend, dass eine derartige Einstellung zu Konflikten führt. Den Grund für dieses Begehren gemäß dem Anderen* sieht Girard in einer metaphysischen Krankheit, in des Menschen innerster Krankheit. Diese besteht in einer grundlegenden Fehlhaltung, deren wesentliches Merkmal es ist, dass der Mensch sich selbst verachtet und die anderen Menschen überschätzt. Aus diesem Grund richtet er sein Wollen eben an diesen Anderen aus: Weil er die Anderen überbewertet, ahmt er sie „wahnhaft" nach. Dieser wahnhaften Nachahmung und ihren Folgen widmet sich das Buch „Die Neidgesellschaft", das 2007 im Goldegg Verlag erschienen ist.

Dem Buch „Kranke Medizin? Die Kunst Arzt oder Patient zu sein" geht es zwar auch um diese wahnhafte Nachahmung, aber vor allem unter dem Gesichtspunkt der Krankheit. Eine Krankheit zu heilen gehört zu den Aufgaben der Ärzte und dies sollte auch bei der innersten Erkrankung so sein. Tatsächlich lässt sich auch leicht zeigen, dass diese innerste Krankheit die augenblickliche Erkrankung in ihrem leidvollen Erleben verstärkt und ihre Heilung verzögert. So sieht man, wie sich die innerste Krankheit, die ja vorerst unbewusst wirkt, in der jetzigen Erkrankung entlarvt. An dieser Stelle könnte eine gelungene Beziehung des Arztes mit dem Kranken eine große Chance bedeuten, den Patienten ihre innerste Erkrankung erkennen zu lassen und auf deren Heilung zuzusteuern.

* Wenn es um den fehl eingeschätzten, somit überwerteten anderen Menschen geht, der als Vorbild dient, wird der Andere mit großem Anfangsbuchstaben geschrieben, um das Verzerrende dieser wahnhaften Denkweise besser zu demonstrieren.

Geschieht dies nämlich nicht, so wird der Patient zwar möglicherweise repariert, aber geheilt wird er nicht.

Dieses Buch befasst sich mit zwei Themen: Zum einen mit der Kunst Arzt oder Patient zu sein und damit der Kunst zwischen beiden eine Beziehung, die eine Heilung von der innersten Erkrankung zum Ziel hat, aufzubauen. Zum anderen will es zeigen, dass die Verantwortung der Ärzte über ihr Wirken am Patienten weit hinaus geht. Die innerste Erkrankung, die sich wahnhaft am Anderen orientiert, ist nämlich durch ihre Ausrichtung auf Andere eine sozial wirksame Störung. Daher wird sie das Zusammenleben der Menschen stören. Dieser Störungen in der Gesellschaft sollten sich die Ärzte annehmen, vor ihren Folgen warnen und heilsame Lösungen anbieten. Diese Aufgabe wird dann aber für Ärzte und Kranke überlebensnotwendig, wenn die Gesellschaft versucht, den Ärzten und ihren Patienten undurchdachte Gesundheitssysteme überzustülpen, die der Arzt-Patient-Beziehung schaden. Alle übrigen Bereiche des riesigen Gebietes „Medizin“ können dabei nur skizzenhaft gestreift werden. Ich stelle hier ein Modell vor, das einen Denkanstoß bei Einzelnen, sei es bei Ärzten wie bei Patienten, aber auch bei jenen, die mit dem Gesundheitssystem und der rechten Entwicklung unserer Gesellschaft befasst sind, bewirken soll.

Abschließend möchte ich allen Patienten, Schwestern und Kollegen danken, die mir ihre Erlebnisse und Ansichten mitgeteilt haben. Mein Dank gilt in besonderer Weise der Hilfe der Vortragenden und der Teilnehmer des VI. Psy-Curriculums der Salzburger Ärztekammer, ohne deren zahlreiche Anregungen ich dieses Buch ebenso wenig zustande gebracht hätte, wie ohne die Ratschläge der Salzburger Patientenvertreterin Dr. Mercedes Zsifkovics. Besonders danken möchte ich allerdings der Lektorin des Goldegg Verlags, Valentina Bruns, die mich durch ihre Geduld, ihre immer wieder neuen Ratschläge und ihre klaren Verbesserungsvorschläge sehr angenehm begleitet hat.

Inhaltsverzeichnis

Einleitung

Als ich noch ein Kind war – ich bin 1936 in Österreich geboren – bedeuteten viele Krankheiten, denen man sich heute durchaus gewachsen fühlt, eine ernste Bedrohung. Bevor uns Antibiotika zur Verfügung standen, waren meine immer wiederkehrenden Mittelohrentzündungen qualvolle Erlebnisse, für mich und auch für viele andere Kinder. Wir hatten tagelang pochende Schmerzen, bis der Eiter sich seinen Weg durch das Trommelfell gebahnt hatte. Bei Verletzungen im Garten wurden wir stets vor der drohenden Blutvergiftung gewarnt und eine Lungenentzündung stellte eine ernste Gefahr dar. Mit der Penicillinära kam es recht bald zu einer entscheidend verbesserten Behandlung infektiöser Erkrankungen. Der erste Schritt in die moderne Medizin war getan. Später, als ich in den 60-er Jahren meine Ausbildung zum Internisten an der Innsbrucker Klinik begann, gab es aber immer noch viele Probleme, die man sich heute nicht mehr vorstellen kann. Hatten Patienten einen Herzinfarkt, wurden sie für sechs Wochen ins Bett gelegt – das war mehr oder weniger die gesamte Therapie. Litt jemand an Nierenversagen, so war dies ein Todesurteil. Ich werde nie jenen Mann vergessen, der unter meinen Augen an dieser Erkrankung elend zugrunde ging. Sein Leiden war unerträglich: Ständiger extremer Juckreiz, Übelkeit und Erbrechen, bis ihn eine Bewusstlosigkeit vor seinem Sterben umfing. Wir konnten überhaupt nichts dagegen unternehmen.

Was hatten wir schon an technischen Möglichkeiten? Einige Laborwerte, das Röntgen und das EKG[1] – das war's auch schon. Aber wir hatten etwas, das heute droht, in

1 EKG = Elektrokardiogramm (Registrierung der Summe der elektrischen Aktivitäten aller Herzmuskelfasern.)

den Hintergrund gedrängt zu werden: Unsere Sinne. Um zu einer Diagnose zu kommen, mussten wir die Patienten ausführlich befragen, abtasten, abklopfen und abhorchen. Wir mussten riechen und gut hinsehen. Das alles lernten wir nicht nur in Vorlesungen oder aus Büchern, sondern vor allem von unseren Lehrmeistern. Neben vielen hilfreichen Kollegen verdanke ich meinen klinischen Lehrern die wesentlichen Fähigkeiten ärztlicher Kunst. In den folgenden Jahrzehnten setzte dann in der Medizin mit Hilfe der Naturwissenschaften und der Technik eine rasante Entwicklung ein: Herzkatheter, Bypass, Stents, Dialyse, alle Arten bildgebender Verfahren in steigender Präzision, Transplantation, von den genetischen und molekularbiologischen Möglichkeiten ganz zu schweigen. Dieser Fortschritt riss uns alle mit sich, mich nicht minder als meine Kollegen. Es entstand für uns die große Versuchung, uns dem Neuen, Modernen restlos zu verschreiben und unsere alten Methoden eher zu vernachlässigen. So vertrauten wir mehr den Schallköpfen als unseren Sinnen und den Farbdoppler-Signalen eher als dem Stethoskop. Wir berührten die Patienten weniger oft und damit berührte uns auch ihr Schicksal seltener. Wir glaubten zwar ständig, besser ausgerüstete Ärzte zu sein, während sich jedoch so mancher Patient nicht in dem Ausmaß betreut fühlte wie ehedem. Wie dies die Einzelnen für sich erlebten, möchte ich jetzt einmal dahin gestellt sein lassen.

Viele Ärzte wurden, wie eben angedeutet, von den Neuerungen so gefangen genommen, dass sie die neuen Möglichkeiten zu überschätzen begannen. Sie gaben durch ihr Verhalten den Patienten die falsche Sicherheit, man könne heutzutage alles wieder herstellen. Da diese Erwartung den Tatsachen keineswegs entspricht, kam es bei vielen Kranken zur Unzufriedenheit. Denn bei allen großartigen Neuerungen bleibt eine Realität bestehen: Viele Krankheiten kann man noch immer nicht oder wenn, dann nur mangelhaft behandeln. Die Menschen werden zwar älter, aber mit den Beschwerden, die dieses vermehrte Altern mit sich bringt, wird die moderne Medizin keineswegs fertig. In vielen europäischen Ländern, wie auch in Österreich, versucht man das Gesundheitssystem durch Verordnungen von Bürokraten zu verbessern, weil man es nicht mehr bezahlen kann. Diese Bemühungen müssen aber, werden sie nicht von den Ärzten mitgetragen und mit entschieden, zu einer massiven Störung dieses Systems führen. Die Unzufriedenheit würde ebenso steigen wie die Kosten, die man ja senken will.

Zudem wird von den Medien und der Werbung immer wieder von Gesundheit, ewiger Jugend, Fitness und Anti-Aging berichtet. So nährt sich eine abstruse Hoffnung auf irdische Unsterblichkeit in bleibender Gesundheit, die durch nichts gerechtfertigt ist. Hinzu kommt, dass viele Patienten den, mit viel Technologie „bewaffneten", Ärzten eher ängstlich gegenüber stehen. Sie vermissen den alten Hausarzt. Falsche Wünsche von beiden Seiten, vermehrte Enttäuschungen, Entfremdung von Arzt und Patient, ... Welche fehlerhafte Grundhaltung steht hinter diesen negativen Folgen einer Entwicklung, die doch ursprünglich zu so vielen berechtigten Hoffnungen Anlass gegeben hat und die eigentlich nur gut war?

Ich hätte keine Antwort auf diese Frage gefunden, wäre ich nicht selbst erkrankt. Mein Erleben in der Krankheit, meine Hilflosigkeit in der horizontalen Lage, hinterließen in mir wichtige Spuren. Wie fühlte ich mich damals doch glücklich, wenn mir jemand nur die Hand hielt, oder bloß danach fragte, wie es mir ging. Wie fühlte ich mich, obwohl ich selbst Arzt bin, so richtig elend. Da begann ich nachzudenken und mich in das Patienten-Dasein hinein zu fühlen. Ich war doch auf einmal einer von ihnen! Werner

Schneyder[2] würde wahrscheinlich sagen: „Du bist auf der Augenhöhe der Patienten gelandet". Zuerst schärfte sich im Anschluss an diese Erlebnisse mein Blick für mich selbst. Es öffnete sich mir dabei eine innere Welt, die ich zuvor vernachlässigt hatte. So war für mich letzten Endes meine Erkrankung ein heilsames Ereignis, das meinem Leben eine Kehrtwendung in etwas Neues gab. Als Folge davon lernte ich im Lauf der nächsten Jahre, auch in das Innere der anderen zu blicken.

Das erste Ziel dieser Ausführungen ist es, die Beziehung zwischen Arzt und Patient neu zu durchdenken und auf festere Füße zu stellen. Dabei wird versucht darzulegen, dass die augenblickliche Erkrankung nicht alles, ja nicht einmal das Wesentliche für den betroffenen Kranken ist. Hinter und unter allen vordergründigen Leiden scheinen nämlich die Menschen von einer tief sitzenden Störung befallen zu sein, die wiederum in der Lage ist, andere Krankheiten zu verursachen, vor allem aber das leidvolle Erleben in schweren Erkrankungen wesentlich zu verschärfen und den Heilungsverlauf zu verzögern oder gar zu verhindern. Es handelt sich dabei um die **Krankheit hinter der Krankheit,** die von Girard entdeckte **innerste Krankheit des Menschen**, die im ersten Abschnitt beschrieben wird.

Dieser trägt die Überschrift „Was läuft falsch?". Er nähert sich dabei den Problemen der modernen Medizin, indem er sich der Missverständnisse zwischen Ärzten und Patienten annimmt. Patienten erwarten von der neuen Medizin sehr viel, manche viel zu viel. Vor allem aber wollen Kranke nicht nur in ihrer körperlichen, sondern auch in ihrer seelischen Not aufgefangen werden. Ärzte sehen hingegen in den naturwissenschaftlichen und technischen Vorteilen der neuen Medizin die große Chance, Patienten

2 Werner Schneyder. Krebs.

besser zu behandeln. Das gängige Medizinstudium ist zurzeit ja auch vorwiegend auf diese Denkweise hin zugeschnitten. Dabei werden allerdings die durch eine ernste Erkrankung aufgerührten seelischen Probleme nicht, oder zu wenig, gesehen. So handeln die beiden Gruppen, Patienten wie Ärzte, teilweise aneinander vorbei. Es bilden sich zwei „Fraktionen", die sich unter Umständen voneinander absondern können. Dies wäre aber das Gegenteil jenes gemeinsamen Vorgehens, das für Heilung unerlässlich ist. Als Ursache für all diese Fehlhaltungen ist wohl am ehesten jene tiefe Störung anzusehen, die als innerste Krankheit die Menschen vereinnahmt und voneinander trennt.

Ich finde die Einsichten von Girard, der diese innerste Erkrankung als Erster beschrieben hat, so wichtig, dass ich überhaupt nicht begreife, dass dieser Denker in der Geisteswelt auf ein derartig dünnes Echo gestoßen ist. Besonders für die Theologie scheint Girard mit seinen Hypothesen einen so wesentlichen Denkanstoß zu bringen, dass ich nicht verstehe, warum man ihn dort weiterhin ignoriert. Ich habe Girards' Ansatz auch für jene Probleme, die die moderne Medizin aufwirft, übernommen und weiter entwickelt und dabei eine sehr brauchbare Denkschablone gefunden, die viele unserer Missverständnisse zu erklären vermag. Bis kein besseres anthropologisches Modell entdeckt wird, möchte ich dieses anbieten und im vorliegenden Buch erklären. Es ist notwendig, den Grunddefekt des Menschen, wie ihn Girard heraus gearbeitet hat, hier noch einmal – in verkürzter Form im Vergleich zur „Neidgesellschaft" – darzustellen. Dies geschieht aus dem Grund, weil ich die Leser dieses Buchs nicht nötigen will, auch noch „Die Neidgesellschaft" zu lesen. Außerdem ist es mir ein Anliegen, wie bereits erwähnt, in diesen Ausführungen das wahnhafte Nachahmen besonders in der

Welt der Medizin unter die Lupe zu nehmen und weniger das Böse, als das Krankhafte daran zu betonen. Es wird also in diesem ersten Abschnitt die innerste Erkrankung mit all ihren Folgen für den Einzelnen wie für die Gesellschaft genau beschrieben. Dabei wird abschließend gezeigt, dass innerst Kranke sich gezwungen fühlen, in Kreisen zu leben, in denen die gewalttätige Macht das Sagen hat. Es werden die Charakteristika solcher Kreise anhand von medizinischen Kreisen demonstriert und diesen werden dann offene medizinische Gemeinschaften gegenüber gestellt, in denen Heilung gelingen kann.

Im zweiten Abschnitt heißt es dann: War das immer so? Hier wird der Frage nachgegangen, welche Rolle die innerste Krankheit bei der Entstehung unserer Kultur gespielt haben könnte. Da Ärzte mit dieser Störung auch in der Gesellschaft befasst sein sollten, ist für sie das Wissen über den möglichen Einfluss dieses urmenschlichen Defekts auf die Geschichte der Menschen unerlässlich. Ein kurzer prähistorischer Abriss soll zeigen, wie sich die innerste Krankheit im Lauf der Menschheitsgeschichte immer wieder durchsetzte und die menschliche Kultur insofern prägte und formte, als sie zur Gewalt jedes gegen jeden führte. Dieser Gewalt wurde der Mensch mittels der versöhnenden Opfer immer nur vorübergehend Herr. Dies spielte sich jeweils folgendermaßen ab: Um sich vor der Wucht dieses „Jeder gegen jeden“ zu schützen, kanalisierte die Gesellschaft die mehr als bedrohliche Gewalt: Gebündelt im versöhnenden Opfer, dem alle Schuld der Gruppe angelastet wurde. Dieses wurde geopfert, sprich: ermordet. Das Opfer, also der Ermordete, war dadurch jenseits der Gemeinschaft gelandet. So wurde er zu einer Art Gott, weil durch seinen Tod der Frieden in die Gemeinschaft eingezogen war. Diese Befriedung verdankte die Gesellschaft also ausschließlich dem Opfer. Es schützte so die Gruppe vor ihrer eigenen Gewalt. Trat wieder Unruhe auf, so wurde die Gewalt mittels eines Ritualopfers in der gleichen Art wie beim ursprünglichen Opfer aus der geschlossenen Gemeinschaft hinaus befördert.

Es wird ferner gezeigt, dass Gott in der jüdisch-christlichen Tradition diesen Opferkult als Lüge entlarvt, und sich der Opfer annimmt, ja sich sogar selbst als Verfolgter mit ihnen solidarisiert. Dem Arzt wird dieselbe Haltung anempfohlen: Er soll sich ebenfalls mit den Opfern der Krankheit solidarisieren, um sie so aus ihrer Opferrolle herauszuziehen[3]. Sollte er sich jedoch zu einem über allen thronenden Heiler, der sich zum Kranken herunter beugt, hinauf stilisieren wollen, dann würde ihm die Rolle des antiken pharmakos zufallen: Er würde ständig von allen in ihren Nöten bemüht und bei Versagen ausgestoßen werden. Auf das Wesen dieses pharmakos, einer Opferfigur im klassischen Griechenland, wird in diesem Kapitel ausführlich eingegangen. Ferner wird die moderne Gesellschaft gewarnt, dass ihre momentane Strukturlosigkeit nur zu schnell zu einer mimetischen Krise, einem alles verschlingenden Chaos, in dem jeder gegen jeden aufstünde, führen könnte. Da würden dann noch so viele Opfer nicht mehr ausreichen, um dieser Katastrophe Herr zu werden.

Der dritte Abschnitt befasst sich mit der Gesellschaft. Anhand von zwei konkreten Beispielen wird zu zeigen versucht, wie die Arbeit der Ärzte durch machtbezogene Tendenzen der Gesellschaft beeinträchtigt werden kann. Anschließend wird darauf eingegangen, wie notwendig

3 Gott, wie er sich in der Bibel offenbart, wie er also der jüdisch-christlichen Tradition entspricht, ist kein Produkt eines Opferkultes, sondern ein personales Wesen, das mit konkreten Menschen wie Abraham und Moses und durch diese mit dem Volk Israel von sich aus in Kontakt tritt. Dieser reale Gott solidarisiert sich mit den Opfern: Er ist auf derselben Augenhöhe wie sie. So sollte auch der rechte Arzt handeln: Demütig wie Gott. Erhebt sich der Arzt jedoch zu einem erhabenen Gott in Weiß, so macht er sich zu einem Götzen, der das Schicksal aller Opferkultgötter erleidet: Er wird eines Tages ausgestoßen.

für alle, vor allem auch für Arzt und Patient, eine gesunde Demokratie ist. Diese Demokratie ist aber nur durch Parteien und Politiker gewährleistet, die aus liebevoll geführten politischen Gemeinschaften heraus den Staat lenken. Als Gefahr wird gezeigt, wie politische Parteien zu Kreisen entarten könnten und damit die Demokratie zerstören würden. Letztendlich wird noch auf die Wirtschaft eingegangen, deren gutes Wirken für die Demokratie ebenfalls unerlässlich ist. Hier wird den Lesern als Kontrapunkt eine Menschen-verachtende neoliberale Marktwirtschaft vor Augen geführt. Die Ärzte haben nun meines Erachtens die Aufgabe auf diese krankmachenden Mechanismen in der Gesellschaft hinzuweisen und den einzelnen Systemen, sei es in der Politik oder in der Wirtschaft, den Spiegel vor Augen zu halten.

Der vierte Abschnitt heißt „Die Kunst Arzt zu sein“. Es geht in diesem Abschnitt prinzipiell darum, den Ärzten wieder bewusst zu machen, wer sie wirklich sein sollten, und was sie teilweise auch schon sind. Es gilt, den jungen Ärzten die Mentalität des guten, einfühlsamen, verantwortlichen Arztes neuerlich beizubringen, ohne dabei die moderne Medizin mit ihren hervorragenden Möglichkeiten links liegen zu lassen. Aber es wird auch versucht, den Ärzten klar zu machen, dass das Wesentliche ihres Berufs die Heilung des Kranken aus innerster Erkrankung ist. Somit steht der Titel „Kranke Medizin. Die Kunst Arzt oder Patient zu sein“ bewusst im Gegensatz zu einer Medizin, deren Anliegen allein eine möglichst perfekte Reparatur des Kranken zum Ziel hat. Ich nenne die Tätigkeit, das Verhalten, das Sein des Arztes eine Kunst und das rechte Verhalten des Patienten ebenfalls. Wenn sich beide um diese Fertigkeit bemühen, kann zwischen ihnen eine tiefe Beziehung entstehen. Ich bin nun der Ansicht, dass sich vor allem in einer gelungenen Arzt-Patient-Beziehung Heilung entwickeln kann. Diese Beziehung zwischen zwei Menschen, in der der Kranke vom Arzt ursprünglich abhängig ist, wird so verwandelt, dass beide auf einer Augenhöhe handeln und die primäre Abhängigkeit einem Miteinander Platz macht. Bereits das Einnehmen derselben Augenhöhe ist der Beginn von Heilung. Dieses Miteinander von Arzt und Patient greift aber auch prägend auf die Umgebung, sowohl auf die des Arztes wie die des Patienten, über. Sie ist also die Basis einer gesellschaftlichen Wandlung.

Den Schlusspunkt zu diesem Abschnitt setze ich mit dem hippokratischen Eid. Dieser, neu durchdacht und moderner formuliert, könnte die Basis für ein neues Miteinander von uns Ärzten in Form einer großen Familie bilden.

Im fünften Abschnitt widmet sich das Buch der Kunst Patient zu sein. Diese besteht einmal darin, dass sich der Patient vom ersten Schock, dass er krank ist oder dass er schwer krank oder dass er todbringend krank ist, nicht total überwältigen lässt, sondern bereits hier Eigenverantwortung übernimmt. Er sollte unbedingt darum bemüht sein, mit dem Arzt eine gute Beziehung einzugehen, die sich dann im besten Fall weiter entwickelt. Dem Patienten werden prinzipiell vier Grundhaltungen als Grundlage für Heilung angeboten, die ihm helfen sollen, das eigene Ich zu finden, zu stärken und zum Wachsen zu bringen. Die vier Grundhaltungen wären meines Erachtens: Eigenverantwortung, Dankbarkeit, Stärkung aller eigenen Fähigkeiten und Versöhnung mit sich und den anderen. Es werden auch mögliche Fehlhaltungen von Patienten beleuchtet, die ihren Weg in die Heilung bremsen oder unmöglich machen könnten. Zum Abschluss dieses Abschnitts werden Schmerz und Leiden sowie ihre fundamentale Bedeutung als Hilfen bei der Überwindung der innersten Krankheit besprochen.

Der sechste Abschnitt stellt heraus, dass Heilung nur die weitere Fortsetzung dessen ist, was bereits begonnen wurde. Gerade in Krankheit kann sich der Mensch so geliebt fühlen, wie er dies schon in seiner Kindheit gebraucht hätte. Hier kann die Frage, was Heilung denn ausmacht, so beantwortet werden: Sie ist die Neuschöpfung des im Tiefsten an einem Wahn erkrankten Menschen. Heilung ist Wiederbelebung im wahrsten Sinne des Wortes. So ist Heilung nie das Werk von Menschen allein. Menschen sind die Werkzeuge, die Mitheiler an der Hand Gottes. Ausgehend von Spontanheilungen wird der Weg, der sich auf den Säulen von Glauben, Dankbarkeit und Versöhnung, die das Ich entfalten, aufbaut, noch einmal als wesentlich für Heilung dargestellt.

Im siebenten Abschnitt geht es um das Sterben. Das Sterben ist in unserer von wahnhafter Nachahmung und Kreisdenken geprägten Welt anscheinend zu einer Katastrophe geworden. Viele Ärzte betrachten den Tod als Niederlage, viele Patienten verdrängen ihn als etwas endgültig Furchtbares. Diese Einstellung kommt jedoch nur daher, weil Sterben für viele Menschen ein Fallen aus dem Kreis darstellt. Wenn man jedoch im Rahmen von schwerer Krankheit gelernt hat, den eigenen Wert und den Beginn des eigenen inneren Lebens auf neue Art zu finden, dann ist hier etwas Sinnvolles begonnen worden. Es entsteht neues Leben und der Drang in dieser Form weiter zu leben. Hiermit wird der Tod zu einem Durchgang, also einem Übergang, in neues Leben. Außerdem ist das Sterben die letzte große Möglichkeit, kehrt zu machen, um sich aus der innersten Krankheit zu lösen.

1. Abschnitt
Was läuft falsch?

Medizin und ärztliche Kunst waren durch Jahrhunderte, abgesehen von einigen Zweigen der Chirurgie, bedeutungslos. Die Entwicklung der modernen Medizin begann mit der ersten antiseptischen Operation durch Lister 1865. Es folgte dann eine turbulente Übergangsphase bis zur Entdeckung des Penicillins durch Fleming 1941. Ab diesem Zeitpunkt kam es zu einem enormen medizinischen Aufschwung. Für diese Entwicklung sind vor allem Naturwissenschaft und Technik verantwortlich. Seither wird die Menschheit in der westlichen Welt wesentlich älter als zuvor. Dadurch nehmen aber auch die kaum behandelbaren Altersbeschwerden zu. Es können viel mehr Krankheiten behandelt werden, als dies vormals der Fall war. Vielen anderen Erkrankungen, wie einer großen Zahl neurologischer Leiden oder den Gelenksleiden, stehen die Ärzte jedoch ähnlich hilflos gegenüber wie vormals. Das wird ihnen jedoch nicht zugebilligt. Trotz der großen Fortschritte sind viele Betroffene, also Patienten, nicht glücklicher und zufriedener geworden, sondern oft unzufriedener und unglücklicher. Für diese Missstimmung gibt es viele Erklärungen: Eine der Hauptursachen dafür liegt wohl darin, dass die Medizin von der Öffentlichkeit nach ihren vielen großen Erfolgen überbewertet wird. Daran sind auch manche Ärzte nicht ganz unschuldig, wenn sie ihre Heilungsmöglichkeiten zuweilen übertrieben darstellen. Nicht unbeteiligt sind auch die Medien, die nicht müde werden, eine Fülle von Gesundheitssendungen und Ärzte-Folgen auszustrahlen. So gelangt der ahnungslose Zeitgenosse schnell zu der Überzeugung, dass heute schon vieles, in Bälde aber alles möglich sein werde. Viele Schwerkranke klammern sich im Endstadium ihrer Krankheit an die Hoffnung, die medizinische Forschung werde im letzten Augenblick doch noch das Richtige finden, um sie zu retten. Man erwartet eben heute von der Medizin mehr oder weniger alles, von sich selbst aber nichts. Vor allem will man aber nur eines: Nicht sterben, und man glaubt, auch hier könne die moderne Heilkunde eine Lösung finden.

Als ich beschloss, dieses Buch zu schreiben, machte ich mich daran, die verschiedensten Menschen, seien es Patienten, Ärzte oder Schwestern, zu befragen, ob und wie sie mit der heutigen Medizin zufrieden seien. Viele sind begeistert, sie erzählen von geglückten Stents, von einer gelungenen Hüftoperation, von einer erfolgreichen Chemotherapie oder Ähnlichem. Also klappt es vielerorts, daran besteht überhaupt kein Zweifel. Auf der anderen Seite fühlen sich jedoch so manche Patienten unverstanden, nicht sorgfältig untersucht, falsch behandelt und wissen um schreckliche Vorkommnisse. Einige sind der Meinung, Chirurgen würden viel zu früh zum Messer greifen. Andere behaupten wiederum, die wenigsten Ärzte könnten richtig zuhören. Wenn Ärzte sich nicht auskennen, sei ihrer Meinung nach alles psychisch, und damit nicht wirklich behandlungswürdig! Und so fort …

Auch Ärzte und Schwestern klagen darüber, wie undankbar, fordernd, und unfolgsam viele Patienten sind. Obwohl man ihnen doch heute so viel bietet! Die meisten Patienten verhalten sich angeblich völlig passiv. Sie übernehmen scheinbar keinerlei Verantwortung für ihre Behandlung. Nein, im Gegenteil: Wie kleine Kinder lassen sie sich in die Arme von Ärzten und Pflegepersonal fallen. Außerdem wird vielfach bemängelt, dass man als Arzt, um sich abzusichern, alle Kinkerlitzchen dokumentieren müsse. Man ist durch die Wirtschaftsleute und Bürokraten gezwungen, statt am Krankenbett, vor dem Computer zu sitzen. Dadurch bleibt einem für die Patienten keine Zeit mehr übrig. Um sich vor juridischen Problemen und der öffentlichen Meinung zu schützen, betreibt man Absicherungsmedizin. Das schafft wiederum Misstrauen, weil viele Patienten diese unnötigen Untersuchungen und Blutabnahmen nicht einsehen. Außerdem vertraut eine medizinische Institution selten einer anderen, darum werden teure Untersuchungen mehrfach durchgeführt. All das kostet unnötig viel Geld. Viele angestellte Ärzte größerer Spitäler klagen über verschwindende Mitmenschlichkeit, über Kälte untereinander, über schwache Chefs, die nicht hinter ihnen stehen und Ähnliches, auf das in späteren Kapiteln noch eingegangen wird.

Einen Punkt sollte man außerdem nicht übersehen: Trotz der enormen Entwicklung der so genannten Schulmedizin besteht eine steigende Tendenz zu unkonventionellen, alternativen Heilmethoden. Diese werden meist bei Beschwerden in Anspruch genommen, die von der gängigen Heilkunde unzulänglich behandelt werden, wie z.B. Schwindel, Kopfschmerzen, Migräne, chronischer Husten, Rückenschmerzen, Allergien und ähnliche Gebrechen, aber auch „ausbehandelte" Krebskrankheiten, die sehr wohl auch in der psychosomatischen Medizin angesiedelt werden könnten. Bei einer 1994 von der Harvard Public School of Health durchgeführten Befragung[4] von 1.539 Englisch sprechenden Erwachsenen stellte sich heraus, dass sich im vergangenen Jahr etwa 34% einer unkonventionellen Therapie unterzogen hatten. Der Prozentsatz dürfte in Mitteleuropa mindestens ebenso hoch sein. Bei diesen Therapien handelt es sich um alle möglichen Diätformen, Akupunktur, homöopathische Medizin, chi-

4 Bernard Lown. Die verlorene Kunst des Heilens. S. 156.

nesische Medizin und viele andere Methoden mehr. Das drückt aus, dass sich viele Patienten, besonders bei so genannten funktionellen Beschwerden, von der „Schulmedizin“ nicht entsprechend betreut fühlen. Es liegt aber sicher auch daran, dass die orthodoxe Medizin oft zu materialistisch und positivistisch vorgeht und dem weiten Land der menschlichen Seele viel zu wenig Beachtung schenkt. Nun noch einmal zurück zur Frage: Was läuft falsch? Wie bekommt man das Problem zu fassen? Das kann man am besten beantworten, wenn man sich die beiden Gruppen gesondert ansieht: Patienten und Ärzte.

Was erleben denn Menschen, die durch eine schwere Erkrankung oder eine schreckliche Diagnose plötzlich aus der Bahn geworfen werden? Wird man ernstlich krank oder erleidet man einen Unfall, so fühlt man sich von einem Schlag getroffen. Man ist aus dem Schutz seiner gewohnten Ordnung gestürzt und hat Angst. Angst davor, dass nichts mehr so wird, wie es vorher war. Angst davor, an Fremde ausgeliefert zu sein. Angst vor den Ärzten mit ihren schrecklichen Diagnosen. Angst vor den Unheil verheißenden Formularen, die man nicht versteht, aber doch unterschreiben muss. Angst vor den schmerzhaften Eingriffen. Angst vor der neuen sterilen Umgebung und dem schlechten Essen. Kurzum, man ist wie ein Vogel, der aus dem Nest gefallen ist: hilflos und, um zu überleben, restlos auf andere angewiesen. Krank ist man obendrein auch noch. Das entspricht vorerst der Sichtweise vieler Patienten. Mir ist als Vergleich für das Erleben der plötzlichen Erkrankung der Dichter Franz Kafka mit seiner Erzählung „Die Verwandlung“ eingefallen: *„Als Gregor Samsa eines Morgens aus unruhigen Träumen erwachte, fand er sich in seinem Bett zu einem ungeheuren Ungeziefer verwandelt. Er lag auf seinem panzerartig harten Rücken und sah, wenn er den Kopf ein wenig hob, seinen gewölbten, brau-*

nen von bogenförmigen Versteifungen geteilten Bauch, auf dessen Höhe sich die Bettdecke zum gänzlichen Niedergleiten bereit, kaum noch erhalten konnte. Seine vielen, im Vergleich zu seinem sonstigen Umfang kläglich dünnen Beine, flimmerten ihm hilflos vor den Augen. „Was ist mit mir geschehen?“, dachte er. Es war kein Traum. Sein Zimmer, ein richtiges, nur etwas zu kleines Menschenzimmer, lag ruhig zwischen den vier wohlbekannten Wänden.“ (Franz Kafka, Die Verwandlung, Seite 5).

So oder so ähnlich erlebt sich der Betroffene. Er verspürt einen Schlag aus heiterem Himmel. Man kann den Schmerz, die Verzweiflung, die ohnmächtige Angst und Hilflosigkeit vielfältig ausdrücken. Eines bleibt: der Kranke, das Unfallopfer sowie jener, der sich durch eine schreckliche Diagnose zum Tode verurteilt fühlt, sie alle spüren sich über den Rand der Gesellschaft hinaus gedrängt, sie erleben sich auf der „anderen Seite“. Alle Pläne, alle Sicherheit sind plötzlich wie weggeblasen. Sie fühlen sich als unschuldiges Opfer und schreien in alle Welt hinaus: „Warum gerade ich? Was habe ich angestellt? Warum hat Gott mich verlassen? Warum straft mich Gott? Was soll ich bloß tun?“ Verzweiflung macht sich breit und man will vorerst nur das Eine: dass es wieder so wird wie vorher.

Es lässt sich aber leider nicht daran rütteln, man ist nun einmal krank und leidet und fühlt sich elend. Da braucht man zuerst einmal einen Menschen, der einem die Hand hält, einen tröstet, der einem zuhört und einen beruhigt. Dabei ist es in vielen Fällen so, dass das Erlebnis von Angst und Verzweiflung zur momentanen Erkrankung, die oft gar kein so großes medizinisches Problem darstellt, in keinem größenmäßigen Verhältnis steht. Das trifft auch auf viele Formen von Krebs zu, die man eigentlich schon recht gut behandeln kann. Man hat vielmehr den Eindruck, hier trifft der Schlag des momentanen Ereignisses einen Angeschlagenen, der an etwas Tieferem leidet.

Dazu folgende Geschichte: *Viktor K. ist fünfzig Jahre alt. Er wacht in der Nacht durch einen heftigen, unstillbaren Husten auf. Etwa eine Stunde lang hustet er sich die Seele aus dem Leib. Dann hört der Husten wieder auf, so plötzlich, wie er gekommen war. Am Morgen ist Viktors' Kopfpolster blutig gesprenkelt. Er eilt ins Krankenhaus und wird auf der Lungenabteilung einige Tage untersucht. Eine Spiegelung der Luftwege ergibt das Vorliegen eines kleinen Geschwürs in einem Bronchus, das leicht blutet. Es ist offenbar in der Nacht im Schlaf durch Rücklauf von etwas Magensaft über die Speiseröhre und die Mundhöhle in die Luftröhre entstanden. Viktor K. wird gesund entlassen.*

Viktor versichert glaubhaft, dass er in den Tagen bis zur richtigen Diagnose alle Ängste der Welt durchgestanden hätte: Von offener Lungentuberkulose bis zu allen Formen von Krebs reichte seine Phantasie. Er konnte weder schlafen, noch sich entspannen. Er schlitterte von einer Angst in die andere. Der Tod wäre für ihn viel zu früh gekommen, hatte er doch das Gefühl, bis jetzt noch gar nicht so richtig gelebt zu haben. Die Furcht vor etwas Ernstem habe in ihm eine Fülle von nicht artikulierbarem Unbehagen ausgelöst. Er sei die ganze Zeit über verzweifelt gewesen. Nach der Diagnose, die einen harmlosen Befund ergab, ist er wie erleichtert wieder zur Tagesordnung zurückgekehrt. Er hat dann aber, und das ist das Erstaunliche, keine Konsequenzen aus seinen Erlebnissen gezogen. Alles Gefürchtete ist wiederum ins Unbewusste hinabgeglitten.

Solche unangenehmen Erlebnisse haben sehr viele Menschen – und die meisten Patienten verhalten sich dabei ähnlich wie Viktor K. Andere wiederum stehen ihrer Erkrankung mit mehr Ruhe gegenüber und warten einmal ab, was da auf sie zukommt. Die seelischen Beschwerden im Rahmen einer Erkrankung hängen also wesentlich davon ab, in welcher Verfassung der Betroffene beim Eintritt des Leidens ist. Als kleines Kind – es ist dies eine meiner frühesten Kindheitserinnerungen – schnitt ich mich mit dem Rasiermesser meines Vaters in die Hand. Ich saß frisch verbunden und weinend am Fensterbrett. Da kam eine Wespe, offenbar angelockt durch meine Tränen, und stach mich in die Lippe. Das war ein entsetzliches Erlebnis! Dabei hatte ich, der ich auf einem Bauernhof aufwuchs, schon viele Bienen- und Wespenstiche hinter mir, aber dieser traf einen bereits Geschädigten. So ist es auch bei den meisten ernsteren Erkrankungen: Sie treffen einen bereits Leidenden. Durch dieses Grundleiden tritt die jetzige Erkrankung eine seelische Lawine los. Was wird da im Inneren der Patienten aufgescheucht? Welche Geister hämmern da ihre Drohungen auf ihn ein? Durch Angst und Schrecken und Schuldgefühl macht sich etwas bemerkbar, das man so nicht erklären kann. Dies möchte ich, wie bereits erwähnt, die Krankheit hinter der Krankheit, die innerste Krankheit des Menschen nennen.

Wie denken Ärzte darüber? Für sie ist das Krankenhaus oder die Ordination die gewohnte Umgebung und der Umgang mit Kranken ist ihr Beruf. Sie setzen sicher alles daran, diesen mit all ihrer Kraft auszufüllen und bemühen sich deshalb, ihre gute Ausbildung immer wieder auf den neuesten Stand zu bringen. Technisch-naturwissenschaftlich sind sie meist kompetent und haben die Statistiken der letzten Kongresse im Kopf. Manche haben auch eine psycho-soziale Zusatzausbildung, aber davon gibt es zu wenige. Kurz und gut: Alle sind bemüht, eine möglichst perfekte Medizin zu betreiben.

Der Leidende, dessen unbewusste tiefe Störung mit

der jetzigen Erkrankung ins Rollen kommt, trifft dabei nicht selten auf einen Arzt, dessen Sichtweise naturwissenschaftlich eingeengt ist. Den Kummer der Patienten hat er deshalb vielleicht zu wenig im Blick. Daher bleibt das Erleben der Kranken oft unbeachtet und auf ihre inneren Nöte wird zu wenig oder nicht eingegangen. Dadurch wird ihr Leiden verstärkt: Den alten Verletzungen, die durch immer wieder erlebte Missachtung entstanden sind, wird eine neue Schädigung, nämlich die der Nichtbeachtung hinzugefügt. Die meisten Vorwürfe von Patienten kommen daher nicht wegen Kunstfehlern, sondern stammen aus dem Gefühl heraus, nicht verstanden worden zu sein. Sie gründen in der Erfahrung so mancher Kranker, dass die Ärzte keine Zeit und somit auch kein menschliches Interesse an ihnen hätten. Hinter dem verächtlichen Ausdruck „Schulmedizin" verbirgt sich meines Erachtens jene Diskrepanz zwischen wissenschaftlicher Fertigkeit auf ärztlicher Seite und vergeblicher Hoffnung, in seinem Leiden menschlich erfasst zu werden, auf der Seite des Patienten.

Man hat als Beobachter das Gefühl, als würden einander hier zwei Welten gegenüberstehen, die sich im Grunde gegenseitig dringend brauchen. Sie haben jedoch Schwierigkeiten miteinander in Kontakt zu kommen. Man sieht, wie bereits betont, eine Art geistiger Trennwand zwischen zwei geschlossenen Gesellschaften, die der Heilung im Weg steht. Als ich selbst einmal ernsthaft erkrankte, erlebte ich es: Obwohl vom „Fach" war ich plötzlich entwurzelt. Ich fühlte mich auf der anderen Seite eines Grabens – über diesen Abgrund hatte ich nie nachgedacht. Er war mir nicht einmal bewusst gewesen! Aber nun erlebte ich ihn, gerade war ich noch ein Arzt, ein „Wissender", einer von der Zunft und mit einem Schlag lag ich in der Horizontalen, rat- und hilflos. Innerlich war ich weit weg von meinesgleichen, obwohl ich von Ärzten betreut wurde! Ich hatte vorher nie so recht erfasst, was es bedeutet, „Patient“ zu sein. Man fühlt sich wie ein Boxer nach einem Niederschlag.

Für mich war dies der Beginn eines Lernprozesses. Jeder erhobene Zeigefinger und jede wissende Geschäftigkeit von Seiten meiner Kollegen waren für mich schmerzhaft. Denn sie waren ein Spiegel meiner eigenen Fehler im Umgang mit den Patienten. Noch etwas wurde mir bewusst: Lebte ich doch vor diesem Ereignis in der absurden Einstellung: Ich könnte essen und trinken, was ich wolle. Ich könnte rauchen und brauche keine krankhaften Folgen dieser Lebensart zu fürchten, denn als Arzt wäre ich davor gefeit. Man hatte dies nie ausgesprochen, aber man fühlte sich sicher, war man doch ein „Eingeweihter“. Man stand doch auf der Seite derer, die mit Krankheit professionell umgehen – da kann man doch nicht selbst erkranken. Das passt nicht in das eigene Bild, denn auf der anderen Seite sind ja die Patienten. Für sie ist man da und von ihnen bekommt man seine Existenzberechtigung. Man hilft allerdings von einer sicheren Warte aus – so glaubt man es zumindest. Mit einem Schlag ist man selbst „unten“ und auf der anderen Seite: Im Bett oder auf der Rettungsliege, flachgelegt, hilflos, des aufrechten Stands und Gangs beraubt, abhängig und aus der professionellen Sicherheit geworfen.

Ich möchte in diesem Zusammenhang zwei Passagen aus Werner Schneyders’ Buch „Krebs“, in dem er von seinen und den Erlebnissen seiner Frau im Verlauf ihrer tödlichen Krebserkrankung mehr als eindrücklich erzählt, zitieren. Hier sieht man wieder den Graben, die Grenze, die trennende Wand.

„Der Tag, die Stunde der Schlusserklärung des Primars ist da. Dr. Steinitz spricht von zwei Möglichkeiten. Die

eine: das Zusammenbasteln einer Ersatzblase im Körper, aus körpereigenem Material. Die verwirft er. Er würde so verfahren, sagt er, wenn wir drauf bestünden. Aber er rät ab. Er zählt die Gründe für sein Abraten auf. Wir glauben ihm. Gleichzeitig frage ich mich, welche Chance oder welche Berechtigung ein Laie haben soll, nicht zu glauben. Das ist ein seltsames Spiel, eine fachmännische, dirigistische Entscheidung mit einer Quasi-Auswahlmöglichkeit zu verbinden. Natürlich glauben wir Dr. Steinitz.“ (W. Schneyder. Krebs. S. 21)

„Am nächsten Vormittag wird das Warten auf die Visite lang. Der Professor ist von einer Vortragsreise zurück. Jetzt steht er im Raum. Dass noch andere herumstehen, ist kaum wahrzunehmen. Er spricht, er macht das außerordentlich ruhig und eindrucksvoll. Er meint, unser Arzt, offenbar hat Rainer im kollegialen Gespräch seine Meinung gesagt, sei sicherlich ein guter Mann, aber er hätte auf diesem Gebiet nicht die Erfahrung, die man hier hat. Der Professor ist für Chemo. Er definiert weder eine Chance auf besiegen noch das mögliche Maß der Lebensverlängerung. Er sagt nur, es könnte einem einmal leid tun, nicht alles versucht zu haben. Er sei einverstanden, nicht die ganz scharfe Therapie zu machen, sondern die, bei der man Haare behält. Sie schaut mich an: Er hat mich irritiert.

Es ist für eine noch so starke Patientenpersönlichkeit unmöglich, einer medizinischen Autorität mit unleugbarem, menschlichem Charisma zu widerstehen. Der Professor und alle seines Schlages wissen nicht, dass diese, nennen wir sie Auseinandersetzung, nicht fair ist, nicht fair sein kann. Es ist kein Gespräch auf Augenhöhe.“ (W. Schneyder. Krebs. S. 87)

Die folgende Geschichte habe ich selbst erlebt: *In einer Zeit, da ich immer bangen musste, ob mein krankes, künstlich gedehntes Herzkranzgefäß offen bleiben würde oder nicht, geschah es, dass ich in einer fremden Gegend mit Freunden eine feucht-fröhliche Nacht verbrachte, in deren Folge sich bei mir Herzbeschwerden einstellten. So wurde ich im Ortsspital für einen Tag auf die Intensivstation zur Beobachtung aufgenommen. Da man mir bei der Aufnahme die Vornacht noch recht gut anmerken konnte, wurde ich entsprechend kühl behandelt. Weder Ärzte noch Schwestern sprachen mit mir ein überflüssiges Wort. Sie beobachteten mich durch ihr Fenster vom Überwachungsraum aus, das Essen wurde mir irgendwie hingestellt. Ich war mehr als glücklich, als ich wieder entlassen wurde.*

Mag sein, dass ich meine Schuldgefühle in das behandelnde Team hinein projizierte und die Situation auf diese Weise unerfreulicher erlebte, als sie es tatsächlich war. Aber es ist schon oft so, dass „Besatzungen" von Spitälern gegen Patienten, denen man eine leichte Fahne anmerkt, eisig und ablehnend reagieren. Nicht nur gegen diese, sondern gegen alle, die gegen ihre guten Sitten verstoßen und z.B. nicht gewaschen sind oder ihre Sprache nicht verstehen. Sie lassen den Patienten eine Mauer der Abwehr fühlen: „Mit dir wollen wir nichts zu tun haben." Der Patient steht vor einem Rand.

Fasst man diesen Abschnitt zusammen, so kann man die Frage „Was läuft falsch?" folgendermaßen beantworten: Im Menschen scheint eine tiefliegende Störung zu sitzen, die möglicherweise die eine oder andere Erkrankung mit verursacht, die aber auf alle Fälle die Krankheitsgefühle der schwer Erkrankten verstärkt und somit in der momentanen Krankheit offenbar wird. Diese Krankheit hinter der Krankheit wird aber von vielen Ärzten nicht gesehen. Durch das ahnungslose Verhalten mancher Ärzte wird sie in ihrem unangenehmen Erleben manchmal noch verstärkt und führt dazu, dass sich die Patienten verschließen. Es bilden sich dann zwei gegeneinander abgeschlossene Gruppen. Auch das ist, wie gleich gezeigt wird, eine Folge der innersten Krankheit, nun aber auf der Seite der Ärzte und ihrer Mitarbeiter. Diese Gegenseitigkeit blockiert wiederum die Heilungsmöglichkeit und somit scheint es wesentlich zu sein, dass man, will man Patienten zur Heilung führen, dieser tief sitzenden Störung sowohl bei den Ärzten als auch bei den Patienten auf die Schliche kommt. Zu diesem Zweck sollte man allerdings diese „geheimnisvolle" Krankheit erst einmal genauer kennen lernen.

Die Krankheit hinter der Krankheit[5]

> *„Während auch nur geringe Schmerzen unerträglich werden können, wenn sie mit Schuld verbunden sind und durch Angst verstärkt werden, können quälende Schmerzen erträglich sein, wenn man nicht von negativen Emotionen belastet wird."*
> (Bernard Lown)

Mit dieser innersten Krankheit des Menschen beschäftigte sich der französische Gelehrte René Girard, der 1923 in Avignon geboren wurde. Er war Sprachlehrer und Literaturwissenschaftler und unterrichtete zeit seines Lebens auf verschiedenen amerikanischen Universitäten. Durch die Begegnung mit großen Dichtern wurde Girard zu re-

5 Die Folgen der Krankheit hinter der Krankheit sind im Buch „Die Neidgesellschaft" sehr ausführlich als wahnhafte Nachahmung und Leben im Kreis beschrieben. Hier wird sie noch einmal unter dem Aspekt der Krankheit dargestellt.

volutionären Hypothesen inspiriert. Poeten sehen den Menschen nun einmal ins Herz. Sie erfassen die menschliche Realität intuitiv meist viel zutreffender, als Psychologen dazu in der Lage sind. Menschen erliegen nämlich fast immer einer Selbsttäuschung und stellen das, was gestört ist, nur allzu gerne als normales Verhalten dar. Zwietracht und Neid, Eifersucht und Krieg wurden von vielen über Generationen hinweg als grundsätzlich menschlich und normal angesehen und im Geschichtsunterricht quasi selbstverständlich auf diese Art und Weise weitergegeben. Die Gewalttätigen, wie Napoleon und Alexander der Große, wurden idealisiert. Dichter lassen sich von solchen Verdrehern des Guten allerdings nicht hinters Licht führen. Bei Cervantes, Shakespeare, Stendhal, Dostojewskij wie bei Proust, um nur die wichtigsten zu nennen, findet der Literaturexperte Girard immer wieder dieselbe menschliche Störung[6], die auf die verschiedenste Manier, aber immer als krankhaft, beschrieben wird. Diese Störung, ich nenne sie die innerste Krankheit, besteht im Wesentlichen darin, dass Menschen sich selbst gering schätzen und für wertlos halten, während sie im selben Atemzug andere Individuen, also die „Anderen“, überschätzen. So machen sie diese Anderen, je mehr Ansehen diese genießen umso eher, zu ihren Vorbildern. Sie ahmen sie nach, um dadurch an ihren eigenen Wert, an ihr eigenes Leben und Sein heranzukommen. Ihr Wahn lässt sie fest daran glauben, erst dann richtig zu leben, wenn sie so werden wie diese Anderen. Diese „wahnhafte“ Nachahmung, geboren aus innerster Krankheit und deren kranker Sichtweise, beruht also auf folgendem Irrtum: „Ich bin nichts und der Andere ist alles. Ich brauche diesen Anderen lebensnotwendig. Ich muss sein Wollen, sein Wesen

6 Diese Störung ist ein Wahn. Einen Wahn kann man folgendermaßen definieren: Er ist eine Überzeugung, die dem Wissen über die reale Welt widerspricht und trotz gegenteiliger Beweise unerschütterlich aufrecht erhalten wird.

nachahmen, um selbst etwas zu werden." Wie kommt es zu dieser grundlegenden Störung?

Je größer das Gehirn von Säugetieren, desto mehr lernen sie ihre Verhaltensweisen durch die Nachahmung von Vorbildern. Dies sind in den meisten Fällen die Eltern. Je kleiner das Gehirn, desto mehr ist das tierische Verhalten von Instinkten bestimmt. Da der Mensch das mit Abstand größte Gehirn aller „Tiere" besitzt, ist er ungleich mehr auf das Nachahmen von Vorbildern ausgerichtet und angewiesen als alle anderen Säugetiere. Es stellen sich nun die Fragen: Wie findet diese Nachahmung statt? Was stellen Eltern dabei mit ihren Kindern an? Lassen die Eltern nämlich all ihr eigenes Verhalten unkritisch von ihren Kindern nachmachen, so werden diese Kinder reine Kopien der Eltern werden. Das kann nicht gut sein! Daher müssen die Eltern ihre Erziehung so anlegen, dass die Kleinen zwar nachahmend lernen, aber eben auf eine Art und Weise, bei der das individuell Eigene der Kinder nicht verloren geht. Eltern sollten sich also ständig darum bemühen, ihre elterlichen Vorstellungen, wie das Kind „zu sein habe", immer wieder hintanzustellen. Diese Kunst des „Die Kinder nachahmen Lassens" unter starker Berücksichtigung des Eigenen dieser Kinder, des nicht Nachahmbaren, des für jedes Kind Einmaligen, will ich die **schöpferische**, die **liebevolle Nachahmung** nennen. In dieser Form von „Nachahmen Lassen" erleben sich die Eltern, gerade indem sie sich immer wieder zurücknehmen, als Mitschöpfer dessen, der in jedes einzelne Kind einen unnachahmlichen Ur-Gedanken hineingelegt hat. Sie sollten wie Hebammen dieses Einmalige in den Kindern herausfinden und zur Entwicklung bringen: *„Erziehen bedeutet: Herausziehen der im Kind schlummernden Fähigkeiten. Platon spricht von der Majeutik, der Hebammenkunst. Man muss also spüren, beobachten und testen, welche Interes-*

sen und Begabungen ein Kind hat.“ (J. MÜLLER. Die infantile Gesellschaft. S. 22)

Durch diesen fördernden Einfluss können die Kleinen wachsen und reifen. Das ist Leben. Auf diese Weise zu sich geführte Menschen erleben sich von Tag zu Tag als wertvoller, geliebter und nehmen sich selbst immer mehr in Dankbarkeit an. Es entsteht ein wachsendes und einheitliches Selbst, das liebevolle Beziehungen schafft. Denn eines ist dem Menschen eigen: Je mehr er in sich wächst, je mehr er **zu seinem** Selbst wird, desto inniger wird sein Kontakt mit den Nächsten. Aus Selbstachtung entsteht die ehrfurchtsvolle Einstellung zum anderen Menschen: Er greift nicht nach dem des Nächsten, sondern achtet dessen Sphäre. So lernt das Kind die Regeln kennen, die jedem Menschen seinen eigenen, unberührbaren Bereich zugestehen. Man lässt sich gegenseitig respektvoll in Ruhe. Die rechte Erziehung muss diesen Punkt immer wieder im Auge haben, auch wenn die Kinder noch so klein sind. Die Eltern klopfen an, bevor sie ihr Zimmer betreten. Sie befehlen nicht, sie strömen eine kraftvolle Autorität aus, die führen kann und deshalb gerne befolgt wird. *„Weil du über Stärke verfügst, richtest du in Milde und behandelst uns in großer Nachsicht; denn die Macht steht dir zur Verfügung, wann immer du willst.“* (WEISH 12, 18). Dieser Text bezieht sich zwar auf Gott, kann aber genauso gut auf Eltern angewendet werden. Sie sind es doch, die Gott zur Führung seiner Geschöpfe bevollmächtigt hat. So wachsen selbstbewusste Kinder zu Menschen heran, die voll Leben sind. Sie spielen mit ihren Nächsten in Sensibilität und Phantasie das liebevolle Spiel einer gelungenen Gemeinschaft in Fröhlichkeit und Ruhe.

Wenn aber die Kinder an ihren Vorbildern alles und jedes Verhalten ohne diese liebevolle Führung nachmachen müssen, so werden sie selbstverständlich auch das

Besitzen-Wollen der Vorbilder kopieren: Sie beginnen dann selbstverständlich auch das aneignende Begehren ihrer Mitmenschen nachzuahmen. Sie wollen genau das, was der andere für sich will, auch haben. Diese Art von Nachmachen kennt also die Achtung vor der Sphäre des Nächsten nicht und so zerstört sie das liebevolle Miteinander. Die Mutter raucht ihre Zigarette, das Kind will auch rauchen. Der Vater trinkt sein Glas Wein, das Kind will dies auch. Die Eltern bleiben am Abend lange auf, das Kind will dies auch. Der Bruder spielt mit seinen Bausteinen, das Kind nimmt sie ihm weg. Mit all diesen aneignenden Verhaltensformen überschreitet das Kind jene Grenzen, die es in Liebe zu achten hätte, weil sie den Lebensraum der Mitmenschen umgeben und schützen. Mit anderen Worten: Ohne Nachahmen geht es nicht, aber die Erwachsenen müssen den Kindern ständig vorleben, dass die Grenzen des Nächsten und auch die eigenen für alle übrigen Menschen tabu sind. Sie müssen immer wieder vorzeigen, wie sie selbst die Grenzen von mein und dein streng beachten und wie sie ganz bewusst die aneignende Nachahmung meiden. So können die Kinder dieses rücksichtsvolle Verhalten zunehmend nachahmen. „Das ist der Wein vom Papa. Den darf ich ihm nicht wegnehmen." Oder: „Das ist deine Stoffkatze. Ich darf sie nur angreifen, wenn du es mir erlaubst." Gerade das Beachten von Abgrenzungen ist die Basis der liebevollen Nachahmung und verhindert das aneignende Verhalten. Für einen gelungenen Menschen sind zwei Elemente wesentlich, die in sich zusammenhängen: Reifen und wachsen zum eigenen Selbst sind streng gekoppelt mit der liebevollen und ehrfürchtigen Achtung der Sphäre der Nächsten.

In der frühen Kindheit kann also das Kind in seiner gut geplanten Entwicklung auf einen Irrweg gelangen und so der aneignenden, wahnhaften Nachahmung verfallen.

Ursache dafür sind meist die Eltern, die eben nicht oder besser gesagt, zu wenig liebevoll nachahmen lassen und die auch nicht in der Lage sind – meist aus Unwissenheit – ihre Kleinen vor der aneignenden Nachahmung zu bewahren, indem sie ihnen die Grenzen von mein und dein nicht glaubhaft genug vorführen. Erwachsene setzen aber außerdem, und das ist der zentrale Fehler, den Kindern an die Stelle ihrer besonderen Einmaligkeit die eigene elterliche Vorstellung vor und zwingen die Kleinen, diese zu übernehmen. So lernen diese, sich nicht um ihr eigenes Selbst, sondern um das Wesen der Anderen, vorerst der Eltern, zu kümmern. Diese „Vergewaltigung" kann durch autoritäres Verhalten ebenso geschehen wie durch chaotisch planloses Aufwachsen-Lassen, durch Verwöhnen und viele andere Möglichkeiten, die das Eigenwesen der Kleinen links liegen lassen. Letztlich machen sich die Eltern mit diesem Fehlverhalten zu einer Art Gott und bestimmen allein, was für den Nachwuchs richtig ist. Eltern sind in dem Ausmaß, wie sie sich derart benehmen, keine liebevoll wirkenden, kraftvollen Autoritäten, sondern üben Macht aus. Es liegt jedoch nicht nur an den Eltern allein, sondern auch an den Kindern, was aus ihnen wird.

Arno Gruen hat diese Situationen in seinen Büchern „Der Verrat am Selbst", „Der Wahnsinn der Normalität" und „Der Verlust des Mitgefühls" genau beschrieben und erklärt. Er ist der Ansicht, dass die frühe Kindheit jener Zeitpunkt ist, an dem die Kinder unter gefühllosen Bedingungen ihrer Unterwerfung zustimmen und das Eigene verleugnen, da ihre Gefühle von den Eltern nicht erwidert werden. Gruen billigt somit auch kleinsten Kindern einen Ansatz an freiem Willen zu und belässt die Schuld für diese Fehlentwicklung keineswegs den Eltern allein, sondern zieht auch die kleinsten Menschen zur Verantwortung. Die oben genannten, schädigenden Situationen wiederholen sich beim Kleinen nun immer wieder und in Summe zerstören sie den Kindern den Zugang zu ihrem eigenen Selbst. So entsteht wahrscheinlich die innerste Krankheit, sie lenkt den Menschen vom Weg der Liebe weg und hin zum Weg zur Macht.

So oder so orientieren sich die Kinder von da an immer mehr an den Eltern, wollen es ihnen und später den mächtigen Anderen recht machen. So sind sie ständig hinter dem Leben her, das sie bei diesen mächtigen Anderen vermuten. Sie begehren, was diese begehren, ahmen deren Begehren aneignend nach und machen sich dadurch zu deren Rivalen. So meint man, dass das, was der Andere will und hat, ist man nur hartnäckig genug, eines Tages in einen übergehen und einen wertvoll machen wird. Sie haben in ihrem Wahn richtiggehend das Gefühl, der mächtige Andere halte ihnen dies oder jenes vor Augen, um ihnen einen Wert aufzuzeigen. Natürlich wehrt sich der Mächtige daraufhin. Er wollte sein Verhalten ja nicht zur Nachahmung freigeben, sondern es für sich behalten. Er erfasst die kranke Sichtweise des Nachahmers überhaupt nicht. Dieser hingegen fühlt sich gefoppt und hasst sein bewundertes Vorbild, aber er gibt nicht auf, weil er sein Leben bei der Macht sucht. Ob man gewinnt oder bei seinen Anstrengungen Misserfolg hat, ist egal, man wird so oder so enttäuscht. Denn die Objekte des Mächtigen enthalten nie irgendeinen Wert, dieser ist ja nur hineingedacht!

Nach vielen Enttäuschungen könnte man nun diese Sichtweise des Lebens verlassen. Warum macht man es dann nicht? Weil einem in der Kindheit das trügerische und nie einlösbare Versprechen von den Eltern, also den Anderen, gegeben wurde: „Wenn du liebst, was ich liebe und wenn du wirst, wie ich bin, dann wirst du etwas ganz Großes werden. Komm schon, sei brav und ahme mich nach!“ Das dürfte der Grund dafür sein, dass jene, die wahnhaft nachahmen, sich von ihrem Irrweg nicht abbringen lassen. Sie suchen sich trotz ihrer Enttäuschungen stets neue Vorbilder, deren Begehren sie imitieren. Nach immer wieder neuen Hereinfällen, die sie innerlich immer leerer werden lassen, wenden sie sich nun jenen zu, die ihnen das größte Hindernis vor die gewünschten Objekte stellen, den Mächtigsten. Das große Hindernis der Macht, das einen nicht ans Gewollte heranlässt, macht die innerlich Kranken vermuten: Wer sich so wehrt, muss das Wichtigste besitzen. Darum laufen sie stets aufs Neue, immer frustrierter und gieriger, den Mächtigen nach. Auf diese Art und Weise kommt die eigenartige Mentalität bei uns zustande, der Macht ein derart hohes Prestige zuzugestehen. Die Betroffenen werden, da ganz an die Anderen gekettet, immer weniger Herren im eigenen Haus. Es bilden sich auf diese Weise zwar alternde, aber nicht wachsende, immer abhängigere und innerlich entleerte „Kindlinge".

Meist zeigen sich zuinnerst Kranke, also wahnhaft Nachahmende, in drei typischen Erscheinungsformen: als feindliche Geschwister sowie als Sadisten oder Masochisten.

Feindliche Geschwister

Dieser Ausdruck aus dem Kinderzimmer trifft die Situation jener Unglücklichen in allen Lebenslagen und in jedem Alter. Sind sie doch alle infantil: Der Bruder kämpft mit der Schwester um das Fahrrad und nimmt es ihr weg. Sie fühlt sich dadurch in ihrem Ansehen herab gesetzt, und versucht den Übeltäter wiederum bei den Eltern anzuschwärzen, dadurch wird sein Ansehen gemindert. Feindlichen Geschwistern geht es, wie man sieht, also weniger um die Objekte selbst, als um das Ansehen in den Augen der Anderen im Vergleich zum Rivalen. Das größere Ansehen scheint für sie einen tatsächlichen Wert zu schaffen. Die Objekte sind nur insofern wichtig, als ihr Besitz größeres Ansehen vermittelt. Dabei ist es gleichgültig, ob das Ansehen des Anderen vermindert oder das eigene erhöht wird. Wichtig ist nur der gegenseitige Unterschied: Jeder fühlt sich gezwungen, über dem Anderen stehen. Ein Professor hat weniger Assistenten als sein Kollege, also muss er sich in Publikationen und Vorträgen mehr hervor tun. Der andere gewinnt mehr Hörer für seine Vorlesungen. Dann tritt der eine zum Gegenangriff an: Es gelingt ihm – im Gegensatz zu seinem Kontrahenten – in einen elitären Club aufgenommen zu werden. Nun ist der andere auf Verleumdungen angewiesen. Er macht den einen schlecht, wo er nur kann. So geht es weiter hin und her: Steigerung des eigenen Images oder Minderung des Ansehens des Rivalen. Alles abfällige Reden, und sei es noch so witzig vorgetragen, ist ein Mindern des Ansehens anderer. Man benimmt sich wie ein feindliches Geschwister. Wenn der Geschädigte zurückschlägt, rächt er sich. Rache ist aber immer nur das Spiegelbild der vorangegangenen Tat.

So fühlt sich auch der Kranke in seinem Ansehen herabgesetzt. In der ersten Hälfte des vorigen Jahrhunderts galt im faschistisch geprägten Europa alles, was krank oder schwach war, als minderwertig. Diese Haltung sitzt bis heute noch vielen in den Knochen. Man fühlt sich krank, schwach und minderwertig. Man spielt auf einmal keine Rolle mehr. Genau deshalb ist es so wichtig, die Erkrankten aufzufangen und ihnen die Gefahr dieser Fehlhaltung vor Augen zu führen.

Auch Ärzte sind vor dieser grundlegenden Störung nicht gefeit. Klaus Ratheiser erzählt in seinem Buch „Dauerfeuer“ folgende Geschichte aus dem Alltag einer Klinik: *„Er ist schon wieder da! Herr Professor! Auf Zimmer 1! Beim Patienten Müller!“, höre ich die junge Kollegin in* *den Hörer rufen. Schon vor meinem Gastaufenthalt in dem umstrukturierten Berliner Großspital kursierten die Gerüchte von den Rivalitäten zwischen Internisten und Anästhesisten. Vom Dienst habenden Oberarzt, einem Professor für Innere Medizin, bekam ich etwa zu hören: „Seit der neuen Struktur kommt der alte Herr von der Anästhesiologie, ein Senior der Intensivmedizin, der sowieso schon eine riesige Abteilung leitet, und streunt in Kliniken herum, die ihn nichts angehen. Der will bloß alles einkassieren! Er will die ganze Macht, und wir müssen Acht geben, dass er nicht bei uns herum kommandiert. Glauben sie mir, er will alles an sich reißen, der Alte! Sie kennen ihn nicht, aber ich kenne ihn!“*

(K. RATHEISER. Dauerfeuer. S. 106)

Jegliches neidische Gegenüberstellen gehört hier her. Rivalen an Kliniken sind ebenso feindliche Geschwister wie Ärzte, die ihre Patientenzahl mit der des Kollegen von nebenan vergleichen. Hier finden sich alle jene Patienten wieder, die sich auch die teure Behandlung des Nachbarn wünschen. Immerhin haben sie lange genug Sozialversicherungsbeiträge eingezahlt. Die feindliche Schwester will auch auf Kur gehen, obwohl ihr nichts fehlt. Es waren doch schon alle ihre Freundinnen auf Kur, manche gehen sogar jedes Jahr! Das Unwesen der feindlichen Geschwister, die sich immer auf Kosten der Anderen benachteiligt fühlen, und irgendwann zu dem kommen, was ihrer Einbildung nach ihr Recht ist, bringt das tragfähigste Sozialsystem zu Fall.

Man kann sich im Laufe seines Lebens noch so viel erobertes Ansehen gegenüber feindlichen Geschwistern anhäufen, einen tatsächlichen Wert davon hat man nie und nimmer. Man wird von Mal zu Mal nur enttäuschter und leerer.

Sadisten

Jene, die die Rolle des Mächtigen spielen, nennt Girard Sadisten. Man kann sie auch die willkürlich Mächtigen, oder die Gewalttätigen oder einfach die Täter nennen. Es handelt sich dabei um Menschen, die ein beschädigtes oder fast fehlendes Selbst – meist leiden sie an jener Störung, welche die Psychiatrie Narzissmus nennt – durch das Vorspielen von willkürlicher Macht ausgleichen wollen. Sie maßen sich diese Macht entweder an oder sie werden von den Mächtigen zu dieser Machtausübung autorisiert. Das sind z.B. Figuren wie Schergen, launische Oberschwestern, Türhüter von elitären Nachtclubs oder Klinikchefs, die unter den Fittichen einer gerade regierenden politischen Partei ihre Machtbegierden gegenüber den anderen klinischen Abteilungen befriedigen oder den Untergebenen ein herzloser Vorgesetzter sind. (Man achte auf die Worte „Untergebener" und „Vorgesetzter", dann erfasst man wohl das ganze Elend.)

Solche Täter sind der Meinung, wenn sie die Rolle der Mächtigen spielen, werde eines Tages das so bewunderte, wertvolle Sein dieser Mächtigen in sie übergehen. Der Mächtige, der in ihrer Erinnerung an die Kindheit so herrlich und großartig weiterlebt, besitzt jedoch in Wahrheit gar kein wertvolles Leben und Sein. Der willkürlich Mächtige umarmt, wie alle wahnhaft Nachahmenden, also die zuinnerst Kranken, immer nur die Leere. Da aber bei diesem Mächtigen-Spiel immer mehr an eigener, empfindsamer Substanz verloren geht, fühlen die Täter das willkürliche Macht-Spiel innerlich immer weniger und müssen deshalb, um sich überhaupt als Mächtige zu erleben, ihre Gewalttätigkeit ständig steigern. Einer Tatsache sollte man sich aber bewusst sein: Der Machtspieler quält nie, um dem Anderen Schmerzen zuzufügen. Der Andere ist nur sein Arbeitsplatz, Gefühl verliert er an ihn keines. Denn es stehen einem derart Ich-verarmten Menschen kaum echte Gefühle zur Verfügung. Der Untergebene, das leidende Opfer, ist für ihn nicht mehr als eine Schachfigur. Es geht ihm nur um das eigene Elend, dem er auf diese gewalttätige Wirkweise beikommen will. Die willkürlich Mächtigen spielen die Rolle, sie tun nur „als ob", wie der unerbittliche Prüfer oder der gestrenge Richter oder der humorlose Arzt mit seinem „Sie haben zu viel gegessen!".

Klaus Ratheiser stellt in seinem Buch „Dauerfeuer", das sich dem Betrieb auf einer Intensivstation widmet, einen typischen Sadisten vor: *„Herr Professor, ich habe fleißig über Ostern durchgearbeitet und meine letzte Studie wurde in ‚Metabolism'[7] angenommen."*

„Ja, ja, fleißig. Ich rede von Top-Publikationen. Ich rate Ihnen dringend: Teilen Sie sich Ihre Zeit besser ein. Und apropos Fleiß: Ich habe Mitarbeiter an der Hand, die arbeiten Tag und Nacht, denen gegenüber könnten Sie sich schämen! Ich brauche Sie wohl nicht daran zu erinnern: Hier in diesem Haus zählen Tradition, Exzellenz und Disziplin, mein Lieber. Das bringt Leistung, und die verlange ich von Ihnen. Genauso wie Höflichkeit, also unterbrechen sie mich das nächste Mal nicht, wenn ich mit Ihnen rede, ja!"

(K. Ratheiser: Dauerfeuer, S. 17)

Willkürlich mächtig ist der Patient, der sich nach gestellter Diagnose im Internet über seine Krankheit informiert und dann mit Vorwürfen und fordernden Fragen den behandelnden Arzt in die Enge treibt, oder auf einer bestimmten teuren Untersuchung oder einer unnötigen Operation besteht. Nun ist der Kranke auf einmal die mächtige Instanz und das aus dem Internet erworbene

---

7 Eine bekannte medizinische Fachzeitschrift.

Halbwissen ist so schön einfach. Da können ein Medizinstudium und erlernte Fachkenntnisse nie mithalten. Ein Täter hat sich somit in den Mittelpunkt gesetzt, geheilt wird er dadurch aber nicht.

Typisch „willkürlich Mächtige" sind aber auch jene, die im Bannkreis eines Gewaltigen dessen Macht mitbenutzen: Launische Sprechstundenhilfen, unerbittliche Chefsekretärinnen, Kellner in Nobelrestaurants, Portiere von Exklusivhotels und viele andere. Gerade Portiere und „Türhüter" lassen Leute willkürlich ein, wie es ihnen gefällt. Der amerikanische Spielfilm „Pretty Woman" wirkt neben vielen märchenhaften Ideen auch deshalb so menschlich auf uns, weil sich ein Chefportier eines New Yorker Nobelhotels, namens Berny, nicht wie erwartet als abweisend Willkürlicher verhält, sondern als mitfühlender Mensch.

Willkürliche Täter sind alle, die ständig im Mittelpunkt stehen wollen: Querulanten, die nicht aufgeben, ebenso wie unerträgliche Witzerzähler. Dazu gehören alle Geltungssüchtigen, lärmend, im Mittelpunkt Stehenden. Ärzte, die sich als so genannte Götter in Weiß gebärden, sind typische willkürlich Mächtige. Sie können, da reine Rollenspieler, natürlich niemanden zur Heilung führen. Sie verstärken bei sich und ihren Opfern nur das innerste Leiden.

Die willkürlichen Täter sind die eigentlichen Könige unserer Zeit. Wenn sie straucheln, so verfolgt sie unsere ganze Rache, dann ist uns keine Strafe zu streng. Aber, solange sie herrschen, werden sie vergöttert und angefeindet in einem, also richtig gehasst. Dostojewskij hat in den „Dämonen" den Inbegriff des vergötterten und von allen nachgeahmten Machtmenschen gezeichnet: Stawrogin, ein Täter reinsten Wassers, ist das Vorbild aller. Er ist der typische Antichrist.

„Von Stawrogin empfangen die Besessenen ihre Gedanken und ihre Begehren; Stawrogin verehren sie – ein eigentlicher Kult. Alle empfinden ihm gegenüber die für die interne Vermittlung (= wahnhafte Nachahmung) *so charakteristische Mischung von Verehrung und Hass. Alle zerbrechen an der eiskalten Mauer seiner Indifferenz … Kirillow, Schatow, Lebjadkin und alle Frauen in den ‚Dämonen' verfallen Stawrogins befremdlicher Macht und enthüllen ihm in beinahe identischen Worten, welch außergewöhnliche Rolle er in ihrem Leben spielt …‚Oh, wie inbrünstig werde ich', versichert ihm etwa Schatow, ‚die Spuren ihrer Füße küssen, wenn sie gegangen sind!' …*

‚Stawrogin, Sie sind ein schöner Mann!' rief Pjotr Stepanowitsch nahezu in Ekstase. ‚Sie sind mein Idol! Sie tun niemandem weh, und alle hassen Sie; Sie betrachten alle Welt als Ihresgleichen, und alle fürchten Sie … Sie sind der Führer, die Sonne, ich bin Ihr Wurm …'". (R. GIRARD. Figuren des Begehrens. S. 68/69)

In der körperlichen Krankheit wird der Machtmensch, der Herr, der Promi immer wieder versuchen, durch seine hohe Stellung, oder durch das Besondere seiner Krankheit, oder auch durch deren Unheilbarkeit die Ärzte zu quälen. Seiner Rolle, so krank sie sein Inneres macht, bleibt er leider meist treu. Und sie lässt wie alle Erscheinungsformen der innersten Erkrankung sein Selbst immer mehr zum blassen Schatten werden.

Masochisten

Masochisten sind jene, die bei einem übermächtigen Vorbild angelangt sind und dort verweilen, obwohl sie wissen, dass sie dessen Macht nie werden erobern können. Auf Grund ihrer vielen Enttäuschungen wollen sie niemanden mehr besiegen. Sie haben fest vor, beim Unüberwindlichen auszuharren, um sich in der Illusion zu wiegen, an die Macht angelehnt würde diese wie durch feine Poren eines Tages in sie übergehen. Würden sie kämpfen und gewinnen, hätten sie den Schatz in ihren Händen, aber sie werden nie siegen und das wissen sie. In ihrem wirren Hirn bleibt die Möglichkeit des Lebensgewinns durch Dauerkontakt mit der Macht als brennende Hoffnung erhalten. Hier steht man vor zwei Fehlschlüssen: Die Macht ist nie Ausdruck von Sein, Wert oder Leben. Wäre sie es, so könnte sie nie durch Kontakt in einen ihrer „Trabanten" übertreten. Der Masochist erduldet trotzdem Launen und Misshandlungen mächtiger Vorgesetzter, Ehepartner oder sonstiger Mächte. In diese Gruppe gehören z.B. Sektenmitglieder, die auf Grund von Misshandlungen schon geflohen waren, und dann doch wieder reumütig in die Hölle zurückkehrten. Masochisten sind jene Menschen, die in unerträglichen Bindungen leben, sich aber lieber umbringen, als aus dem kranken Gefüge auszusteigen. Beispiele gibt es in Fülle. Es zählen all die von ihren willkürlichen Chefs Geschundenen dazu, die sich nicht in der Lage sehen, sich einen anderen Arbeitsplatz zu suchen. Der Hauch der Macht ist einfach zu betörend, da bleibt man lieber im selbst gewählten Gefängnis. Sogar eine schwere Krankheit, mit der man sich ständig klagend beschäftigt, ist so eine unverrückbare Macht.

Ein typisches Beispiel von Masochismus stellen folgende Menschen dar: Sie fühlen sich zu wortkargen und kalten Arztfiguren hingezogen. Sie können einem sadistischen Chef dienen, der nie ein Wort des Dankes für sie übrig hat. Bei diesen Figuren erleben sie jenes menschliche Vakuum, das keine wirkliche Zuwendung schenkt und Masochisten deshalb „magisch" anzieht. Diese Kälte macht sie glauben, sie seien von einem scharfsinnigen Wesen als Elende durchschaut. So viel Durchblick scheint ihnen hier einen Übermenschen zu markieren, der sie eines Tages erlösen werde. Eigentlich sitzen sie jedoch vor einer Attrappe und vergeuden ihr Leben. Sie hocken vor dem Bösen und halten unbeirrt, in hochmütigem Starrsinn, daran fest. So beten sie im Grunde den Misserfolg und das Nichts an und werden nie ein Echo bekommen, weil diese metaphysische Leere nicht einmal zu einem dünnen Widerhall imstande ist.

Der Masochist ist von den verschiedenen Erscheinungsformen der innersten Krankheit der auffälligste und unverständlichste Typ. Solche Menschen, ich kenne einige davon, suchen sich quasi das Unheil. Sie klammern sich an Unmenschen oder an Krankheiten, sie klagen laut über ihr Unglück und suchen es. Man weiß bei ihnen nie, ob sie sich die Krankheit herbeigewünscht haben oder zufällig ständig krank sind, um ihr grauenhaftes Los beklagen zu dürfen. Manche von ihnen geben sich betont tapfer, aber ihr Lebenselixier ist sicherlich das gezeigte Leiden. In Wahrheit ist diese Art von Leiden eine Show. Die innerst Kranken haben so wenig Selbst, dass ihre Leidensfähigkeit nur sehr spärlich ausgebildet ist. Sie baden sich vielmehr in einer Art Selbstmitleid, das ihnen Zuwendung bringen soll und weniger Ausdruck eines echten Gefühls ist.

Der Masochist ist der Gläubige in der Welt des Bösen. Er ist der Besessene der Macht, der Speichellecker der Täter. Ist dieser jedoch entthront, hat der vermeintliche Gott sich als schwach erwiesen, wird er vom enttäuschten Masochisten ausgeliefert. Er hat ihm ja den Lebenssinn genommen und muss dafür bestraft werden. Er ist also derjenige, der an allem Schuld hat. Ist der Sadist hingegen unüberwindlicher Herr, so tut man ihm jeden Gefallen aus Angst, aus dem Bannkreis der beseligenden Macht, die auch dem Masochisten am Ende der Tage einmal seinen Wert schenken wird (eine irreale Hoffnung), herauszufallen.

Insgesamt lässt sich zu den drei Erscheinungsformen des innersten Leidens bemerken, dass jeder Erkrankte unter den gegebenen Umständen entweder als feindliches Geschwister, als Sadist oder als Masochist auftreten kann. Jeder von ihnen spielt ständig mehrere Rollen, je nachdem, ob er es mit einem stärkeren, gleichstarken oder schwächeren Gegenüber zu tun hat. Beim einen gilt es, sich einzuschmeicheln, beim zweiten schlägt man bei jeder Attacke heftig zurück, während man den dritten die Macht spüren lässt. Menschen ohne intaktes Selbst müssen ständig Rollen spielen. Dies erweckt bei den übrigen Menschen den Eindruck, sie hätten es mit gespaltenen Persönlichkeiten zu tun, was nicht ganz richtig ist. Es sind gar keine Persönlichkeiten, sondern Bündeln verschiedener Rollenfächer, die irgendwie zusammengehalten werden. So sagen und denken sie heute in der einen Rolle und morgen in der anderen. Sie können sich an die vorhergehende Meinung meist nicht erinnern und behaupten, dies oder jenes nie von sich gegeben zu haben, zumal das Gestrige nicht mehr zum heutigen Standpunkt passt. Sie sind menschlich nie zuverlässig, es ist ja auch kein Kern vorhanden, der dafür geradestünde.

Eine geschlossene Gesellschaft – Ein Kreis

Das Leben in Nachahmung der Anderen bedeutet eine bestimmte Form sozialen Verhaltens: Der Betreffende, nennen wir ihn das Subjekt, lebt von den Anderen zu sich hin, um so durch Nachahmung Anderer sein Eigenes zu füllen. Zu diesem Zweck müssen solche Subjekte mit diesen Anderen in ständigem Kontakt leben. Allerdings sind sie, da zuinnerst krank, nicht kontaktfähig. Sie sind also auch nicht gemeinschaftsfähig, müssen aber, um an ihr illusionäres Ziel zu gelangen, in einer Gemeinschaft leben. Aus dieser Diskrepanz von müssen und nicht können entstehen begreiflicherweise ständig Probleme. Wenn sich die Einzelnen nun daran machen, den mächtigen Anderen näher zu kommen, machen sie eine unerfreuliche Erfahrung: Man will sie nicht. Ob sie als Neulinge in eine Gruppe von Jugendlichen, als Erwachsene in einen besonderen Klub oder an einen besonderen Arbeitsplatz wollen, macht keinen Unterschied. Sie stehen immer wieder vor einem abweisenden Rand. Da gilt es, gekonnt zu schmeicheln und den Mächtigen „nach dem Mund" zu reden. Erst, wenn es gelingt, nachhaltig zu demonstrieren, dass sie den gleichen Stallgeruch besitzen wie die, die dazugehören, werden sie eventuell – nach sorgfältiger Prüfung – einmal probeweise zugelassen. Dann müssen sie sich erst einmal bewähren, das heißt, sie müssen so schnell wie möglich lernen, wie man sich hier verhält, wie man hier denkt, sich kleidet und wie man spricht. Sie müssen sich den gesellschaftlichen Gesamt-Code der geschlossenen Gruppe einverleiben.

Dabei erfassen sie ganz schnell, dass dieser Code einen enormen Zwang ausübt. Wehe, man hält sich nicht daran, denn dann muss man wieder aus der Gruppe hinaus. Bei genauerem Hinsehen erweist sich für Neuankömmlinge die neue Welt dann so: Der Drang zur Macht, der sie alle zusammentreibt und aneinander kittet, bildet eine seltsame geometrische Figur: Einerseits ist es eine Kugel, deren Zentrum die Macht bildet, wie auch ein Kegel, dessen Spitze die Macht ist, zu der jeder hinkommen will. Man sieht einen eindeutigen Trend, nämlich den von unten nach oben und von außen nach innen zu kommen. Das wollen auch die Neuankömmlinge, aber so einfach geht das nicht. Denn man entdeckt: Meine neue Gesellschaft besteht ausschließlich aus Rivalen. Die von oben lassen mich nicht hinauf und die von unten ziehen mich herunter. So findet sich hier eine äußerst beschwerliche Stufenleiter voller Hindernisse, die so genannte Karriereleiter. Man gelangt nur unter Mühen in verschieden hohe Positionen. Je höher diese Position ist, desto mächtiger ist der, der sie innehat und desto schwerer kommt man da hinauf. Das Kastenwesen blüht – je höher die Kaste, desto abweisender ist ihr Rand und desto elitärer geben sich ihre Mitglieder.

„Stationsschwester Hilda hatte um sich eine Clique gebildet, einen harten Kern. Joana war von Anfang an in Ungnade gefallen, sie hatte hierfür noch keine bündige Erklärung. Weil sie attraktiv war? Weil sie zu widersprechen wagte, sich nein sagen getraute, kritisierte, was sie ungerecht fand, wo ihr Missstände gegen den Strich gingen? Ach ja! – einmal hatte sie eine Schwester als faul bezeichnet. Hilda hatte sich furchtbar aufgeregt, die Besagte gehörte zum inneren Kreis. Seitdem genau genommen, bläst der jungen Anästhesistin ein kalter Wind ins Gesicht, und bei Hilda war sie unten durch. Der Außenkreis aber hatte nichts zu melden. Und schon stand sie da. Von der Pforte der Intensivstation erschallte Hildas Stimme. Wäre die innere Regung das Maß aller Dinge, Joana hätte auf dem Absatz kehrtgemacht hat. Aber da musst du dich durchbeißen." (K. Ratheiser. Der missachtete Mensch. S. 20)

Das Hauptgefühl all dieser Menschen ist die tiefsitzende Angst, ausgestoßen zu werden. Deshalb fühlt man sich gezwungen, zu sagen und zu denken, was alle Anderen und vor allem, was „die oben" denken. Die Angst besetzte Matrix, in die alle eingetaucht sind, ist das so genannte Man. Der deutsche Philosoph Heidegger hat dieses Man perfekt beschrieben (M. Heidegger. Sein und Zeit. S. 126/127, zitiert in K. Bolzano. Die Neidgesellschaft. S. 84/85). In der Nazidiktatur wurden die Herzen aller

Untertanen durch den Volksempfänger (ein Pflicht-Radioapparat für jede Familie, mit dem man ausschließlich den Staatssender hören konnte) und in Orwells 1984 durch das allgegenwärtige Fernsehen mit diesem Man imprägniert. Wer sich an dieses Man hält, gilt als rein und sauber, er gehört dazu. Hier wurzelt aller Fremdenhass. Wer sich mit Fremden abgibt, ähnelt ihnen und läuft Gefahr, von den Anderen als feindlich abgelehnt zu werden. Man denkt = man tut = die Anderen denken = alle denken = bei uns ist es so üblich. Dieses Man, das alle Bereiche durchzieht, duldet nichts Fremdes, sondern nur Reines, Dazugehöriges. Fremde Ansichten, fremde Menschen und fremdes Verhalten gelten nicht als Bereicherung, sondern als Verrat am Man. Sie werden schleunigst eliminiert und so verformen solche geschlossenen Gesellschaften alle, die sich auf sie einlassen, zu unmenschlichen Wesen. Geistig geklont hocken sie als „Funktionäre“ in ihren Positionen und müssen so funktionieren, dass das Man ungefährdet walten kann. Alle sprechen die reine Kreissprache und alle denken reine Kreisgedanken, in die sie ständig eingeübt werden. So etwas nennt man Ideologie.

Obwohl dieser Zwang des Man herrscht, ist das Leben in diesen Gruppierungen chaotisch. Es gibt zwar den Vorgesetzten und die heiß umkämpften Positionen, aber es fehlt die liebevolle Struktur eines Zusammenspiels mit Regeln, auf die man sich verlassen kann. Im Grunde ist jeder gegen jeden und so wird man weder geschützt, noch bekommt man klare Vorgaben. Da jeder gegen jeden ist, brodelt Gewalttätigkeit im Untergrund. Kommt diese zum Ausbruch, so droht die Gefahr auseinanderzubrechen. Davor schützt man sich, indem man Opfer, also Sündenböcke, ausstößt. Sie stabilisieren die geschlossene Gesellschaft.

Will man die innerste Krankheit wirklich begreifen,

muss man das Wesen von Kreisen verstehen. Für uns Ärzte, die wir uns der innersten Krankheit widmen, ist es aber vorerst wichtig zu erkennen, ob wir nicht selbst in einem Kreis leben. Mit anderen Worten, es bleibt uns nicht erspart, uns einmal zu fragen: Bin ich eigentlich auch zuinnerst krank, oder nicht? Ist es meine Umgebung oder ist sie es nicht? Denn der Kreis ist der Lebensraum des zuinnerst Kranken wie das Aquarium für den Goldfisch. Zu diesem Zweck werden nun Kreise in medizinischen Welten beschrieben, wie sie vielleicht existieren könnten. Als Gegenpol wird ihnen eine gut funktionierende medizinische Institution gegenübergestellt.

Medizinische Kreise

„Professor Weitbrecht war in der Vorwoche bei den Klinikvorstandswahlen gegen Professor Zaschke als Sieger hervorgegangen. Die knorrige, spröde Ruhe und die schiere Unmöglichkeit, den Weitbrecht zu provozieren, konnte Zaschke zur Weißglut treiben. Weitbrecht wusste das. Oberarzt Kehle hatte viele solche Szenen erlebt. Hoffentlich überziehen sie nicht wieder, stöhnte er. Von Zaschke war die Rede im Umlauf, er habe im Augenblick seiner Ernennung zum Professor und Abteilungsvorstand alle früheren Freunde und Bekannten fallen lassen. Er hatte ihnen die Freundschaft aufgekündigt mit dem Hinweis: ‚Ich verkehre jetzt in ganz anderen Kreisen!‘ Und bis jetzt munkelte man, Zaschke habe mit der Ablöse Weitbrechts als Institutsvorstand fix gerechnet; er hatte die Wahlberechtigten heftig umworben, mit Zuckerln der besonderen Art. Kehle war Gerüchten gegenüber reserviert, doch diese Geschichten passten zu dem Bild, das er selbst von Zaschke gewonnen hatte. Er spielte Basketball, hatte er damals Kehle erzählt, der sich zwecks Zusammenarbeit an einer

klinischen Studie bei ihm vorstellte; er arbeite 17 Stunden am Tag, nie war es für ihn ein Problem, noch einen Gang zuzulegen, wenn er nur wolle – schließlich habe er in der Nationalmannschaft gespielt. Und zu den höchsten Kreisen habe er die allerbesten Beziehungen, in Politik, aber auch Kunst, zu den Kreisen eben, in denen er verkehre. Insidern war bekannt geworden, Zaschke hatte Tür- und Abteilungsschilder in Auftrag gegeben mit seiner Namensgravur. Im Arbeitszimmer verwahrt. Ganz gleich wie bei Weitbrecht: Nachdem der alte Institutsvorstand gestorben war, erinnerte sich Kehle, und Weitbrecht als Interimsleiter sein Bein in die Tür gestellt hatte, ließ dieser sofort den Namen des alten von der Hausmauer der Klinik meißeln und seine Buchstaben draufmörteln." (K. RATHEISER. Der missachtete Mensch. S. 88–89)

Das Problem, dass Ärzte Gefahr laufen, sich in Kreisen einzumauern, ist offenbar nichts Neues. So erzählt bereits Tolstoi in seiner Erzählung „Der Tod des Iwan Iljitsch", dem Sterben eines Gerichtspräsidenten, folgenden Arztbesuch: *„Er fuhr hin. Es kam alles so, wie er es erwartet hatte; alles war so, wie es immer gemacht wird. Die Erwartung, die ihm so wohlbekannte gemachte Würde des Arztes, die er auch bei sich im Gericht kannte, das Beklopfen und Behorchen, die Fragen, die vorher bestimmte und offenbar überflüssige Antworten heischten, die bedeutsame Miene, die zu verstehen gab: überantworten Sie sich bloß uns, und wir bringen alles in Ordnung; wir wissen ganz genau, wie alles gemacht werden muss, alles in derselben Weise bei jedem Menschen, wer es auch sei – es war alles genau so wie beim Gericht. Dieselbe Miene, die er im Gerichtssaal dem Angeklagten gegenüber aufsteckte, zeigte der berühmte Arzt ihm.*

Der Doktor sagte: ‚Das und das weist darauf hin, dass

in Ihrem Innern das und das vorhanden ist; wenn es aber durch die Untersuchungen von dem und dem nicht bestätigt werden sollte, wird man das und das annehmen müssen; ist es aber das, so ...‘ und so weiter. Für Iwan Iljitsch war nur eine Frage wichtig: war sein Zustand gefährlich oder nicht? Aber der Doktor überhörte diese unpassende Frage. Vom Standpunkt des Doktors war diese Frage überflüssig und stand nicht zur Erörterung; für ihn galt es nur die Wahrscheinlichkeiten abzuwägen: ob es eine Wanderniere oder ein Leiden des Blinddarms war. Für ihn war die Frage nach Leben und Tod Iwan Iljitschs nicht vorhanden, sondern bloß der Streit zwischen Wanderniere und Blinddarm. Und diesen Streit entschied der Doktor vor den Augen Iwan Iljitschs glänzend zugunsten des Blinddarms, mit dem Vorbehalt, dass die Harnuntersuchung neue Gesichtspunkte bieten könnte und das Urteil dann revidiert werden müsse. Alles das war genau dasselbe, was Iwan Iljitsch tausendmal so glänzend den Angeklagten vorgemacht hatte. Ebenso glänzend war das Schlusswort des Arztes, und triumphierend, ja sogar vergnügt blickte er über seine Brille hinweg den Angeklagten an.“ (L. Tolstoi, Meistererzählungen. Der Tod des Iwan Iljitsch. S. 113 ff.)

Der Dichter beschreibt, wie Ärzte, wenn sie dem Wahn einer wissenden Elite anzugehören verfallen, ihre Menschlichkeit verlieren. So werden sie für die Patienten nicht mehr zugänglich. Medizinische Institutionen sind immer in Gefahr Kreise, also abweisende, geschlossene Systeme zu bilden und dies aus mehreren Gründen: Sie leben von einem besonderen Wissen, das sie von den übrigen Menschen abhebt. Krankenhäuser hatten oft hierarchische Strukturen, was in Zeiten, in denen alles auf die Obrigkeit ausgerichtet war, nicht weiter aufgefallen ist. Heute, da die geistige Gefahr autoritärer, hierarchischer Systeme immer mehr durchschaut wird, sollte das nicht mehr passieren. Wenn medizinische Einrichtungen nach der Art von Kreisen geführt werden, so werden sie mehr und mehr innerlich krank. Daher sollte all unser Sinnen und Trachten darauf ausgerichtet sein, solche Kreisstrukturen in Krankenhäusern oder Ordinationen nicht aufkommen zu lassen. Wir müssen aber als Ärzte dieser uns ständig drohenden Gefahr bewusst sein und uns um unser Selbst und das liebevolle Miteinander in Gemeinschaft ausdrücklich bemühen. Um die Gefahr eines Kreises im medizinischen Bereich noch besser zu verdeutlichen, habe ich ein mögliches, aber eher unwahrscheinliches Extrembeispiel erfunden. Diesem stelle ich dann als absoluten Gegensatz eine liebevoll geführte medizinische Gemeinschaft gegenüber.

Ein geschlossener medizinischer Kreis als mögliches Extrembeispiel

> *„Und nun“, fuhr Päppler fort, „möchte ich Ihnen einige interessante Einzelheiten bei der Normung von alpha-plus Intellektuellen zeigen. Wir haben eine große Lieferung auf Regal fünf.“ (*A. Huxley*, Schöne neue Welt, S. 34).*

In Huxleys' Welt werden die befruchteten Eizellen in ihren Reagensgläsern zu Menschlingen mit unterschiedlichen geistigen Fähigkeiten – je nachdem wie viele die Gesellschaft von jeder Sorte braucht – mittels mehr oder minder gedrosselter Sauerstoffzufuhr genormt. Alpha-plus ist das Resultat einer Heranzüchtung von Menschlingen mit den höchsten intellektuellen Fähigkeiten. Es sind die künftigen Führungskräfte. Die Epsilons hingegen sind die Parias der Schönen Neuen Welt. Dazwischen gibt es je nach dem Grad der Sauerstoffzufuhr Betas, Gammas und Deltas, und von allen Typen gibt es Ausprägungen in „Plus" und „Minus": Jede Funktion bekommt den Menschling zugewiesen, der sie intellektuell zu erfüllen vermag.

Wie können wir hingegen Alpha-Plus produzieren, da uns die Möglichkeiten der „Schönen neuen Welt" fehlen? Bei uns kommen die Kinder noch immer auf natürliche Weise zur Welt, noch! Es scheint nur eine Frage der Zeit zu sein, bis sich das ändert. Wir Menschen sind bereits so zerstört, dass wir schon lange vor dem Klonen von Körpern im Labor zum geistigen Klonen in der Lage sind. Irgendein autoritär Missbrauchter wird uns schon von seinem brennenden Ehrgeiz in die Arme getrieben werden.

Derart fehl geleitete Typen können sich bei gefühllosen Vorgesetzten schmeichelnd in Szene setzen, weil sie diesen Stil schon gewohnt sind. Sie produzieren in ihrem Karrierewahn in verschiedenen Labors eine Unmenge an wissenschaftlichen Veröffentlichungen, um von renommierten Fachzeitschriften gedruckt zu werden. Stets den Namen des Vorgesetzten im Titel werden sie häufig von Gleichgesinnten zitiert. Nur zu schnell hat man sich klinisch spezialisiert, um viel Zeit für die Laborarbeit zu gewinnen und bald den Überblick über seinen klinischen Minibereich zu bekommen, wo man zum gefragten Spezialisten wird. Vom Chef hoch, von den Mitarbeitern weggejubelt, erkennen die Zuständigen, die auf der Suche nach einem Alpha-Plus sind: Das ist unser Mann. Eine machtzentrierte politische Partei, der er sich, so von ihm verlangt, sofort anschließt, wird ihn auch noch willkommen heißen und ihn in den Sessel heben. Er tritt zwar in einem schlecht sitzenden Anzug, aber mit einem Sportwagen ausstaffiert, schüchtern auf. Er strahlt weder Hitze noch Kälte aus. Erfasst man die Mentalität des neuen Vorgesetzten, so weiß man, wie es in dieser Kreis-Klinik zugehen wird. War sie eine lebendige Gemeinschaft, so wird dem fröhlichen Leben schneller der Garaus gemacht, als man sich dies denken kann. In die Klinik kommt in Hinkunft nur mehr hinein, wer das nötige wissenschaftliche Rüstzeug besitzt. Weiter nach oben kommt nur, wer seine Zeit fast ausschließlich in der Klinik verbringt, nie kritisiert, es versteht, mit den Richtigen zu sympathisieren und die anderen durch Intrigen auszubremsen. Man sichert sich ab, wo man kann. Es geht einzig darum, nicht aus dem Kreis zu fallen!

„‚Ja, ja!', murmelte Joanna in wortlosem Selbstgespräch und ungeduldig. ‚Hausbauen, Autos, Kredite, wie es alle tun. Sich in den Affenzirkus des weißen Mannes einklinken, kaum dass sie beruflich besser im Sattel sitzen. Nichts Eiligeres! Und vorm Chef stramm stehen und kuschen. Keine Kritik. Nichts. Das Maul halten müssen sie.'" (K. Ratheiser. Der missachtete Mensch. S. 18)

Die wenigen Patienten, die es zu behandeln gilt, sind seltene Spezialfälle. Alltäglichkeiten überlässt man den Kollegen von der Poliklinik oder denen, die sich ohnedies mit für die Wissenschaft untauglichem klinischen Kleinkram abgeben, den Gamma- bis Epsilontypen. Es gibt verschiedene Etagen, wie in allen Kreisen. Die Normung erfolgt statt durch den Sauerstoffentzug im Reagensglas durch das alles bestimmende „Man" des Kreises. Der innerste Kreis der Alpha-Plus hat das Sagen. Verbündet mit der Chefsekretärin wird der „Boss" bei Laune gehalten: Er verdient am meisten, wird auf allen Arbeiten zitiert, hat bei medizinischen Kongressen den Vorsitz und wird bei keiner Ehrung übersehen. Kurzum der Scheinwerfer muss stets auf ihm ruhen. Sonst erlebt er sich nicht. Zum innersten Kreis um den Vorstand kommt nur, wer unverdrossen im Karriererad strampelt. Solchen Hamstern geht es schon lange nicht mehr um Leben. Sie wollen nur ins Licht der Beachtung und dadurch in den Besitz des „Lebens“ der Mächtigen gelangen. Man versucht, internationale Lorbeeren zu ernten und von der Elite bemerkt zu werden. Gefühle sind verpönt, Empathie, also echtes Einfühlungsvermögen, ist tatsächlich ein Fremdwort. Der Ordinarius weiß über jeden das, was ihm von seinem inneren Kreis zugetragen wird. So herrscht eine allgemeine Ungewissheit, wie lange man auf seinem Sessel verharren oder gar auf einen höheren gehievt oder gekündigt werden kann.

Diese Klinik ist außerdem in ein undurchdringliches Grau von Vorurteilen, Willkür, Unausgesprochenem und halb gehörten Intrigen eingetaucht. Da alle sich aneinander orientieren, einander hassen und bewundern in einem, gleichen sie sich alle immer mehr, obwohl niemand mit einem anderen offenherzig spricht. Dies ist auch der Grund, warum in diesem medizinischen Kreis – genauso wie in allen Kreisen – das Chaos herrscht. Es gibt einen Vor-Gesetzten und Untergebene in verschiedenen heiß umkämpften Positionen. So wirkt das gesamte System wie eine geordnete Hierarchie, ist es aber nicht. Das Man herrscht zwar mittels der Angst vor dem ständig drohenden Ausschluss und gibt den Insassen des Kreises eine vermeintliche Sicherheit, aber da alles auf Gewalt aufgebaut ist, droht ständig und von überall her die willkürliche Gewalt durchzubrechen. Da kommen dann Drohungen von irgendeinem Bürokraten, dass etwas sträflicherweise nicht gemeldet oder nicht ausreichend dokumentiert wurde oder man wird für etwas verantwortlich gemacht, von dem man gar nichts weiß. Grund dafür ist die fehlende Ordnung. Bei aller Hierarchie mangelt es nämlich an klar und deutlich ausgesprochenen Regeln, wer wofür verantwortlich ist, wem man Rechenschaft zu geben hat und wem nicht. Es fehlt das liebevolle Spiel mit all seinen Regeln. Wird ein „Untergebener“ beschuldigt, so ist niemand da, der sich für ihn einsetzt – weder der unmittelbare Abteilungsleiter noch der oberste Vorgesetzte. Sie sind eben nur Vor-Gesetzte und keine liebevollen Hirten. Sie haben Angst davor, dass ihnen selbst etwas passieren könnte, sonst wären sie nicht dort, wo sie sind. Daher ist es auch äußerst gefährlich, wenn ein Untergebener bei den Patienten zu beliebt ist. Wollen mehr Patienten lieber vom Oberarzt operiert werden als vom Chef, so kann man sich sein Los ziemlich gut vorstellen. Opfer aus höheren Etagen haben mehr Stellenwert als ausgestoßene Epsilontypen, sie sind die tragfähigeren Sündenböcke. Vorübergehend befrieden diese Opfer den Kreis wie bei allen Opferkulten, aber eben nur für kurze Zeit.

Das Man konstruiert eine kollektive Haltung für alle medizinischen (man bedient sich natürlich unisono der Evidenzbasierten Medizin), aber auch für alle gesellschaftlichen Probleme. Selbst in ihrer Freizeit sind alle Angehörigen einer Klinik möglichst gleich gekleidet. Sämtliche Patienten werden perfekt behandelt und jeder Behandlungsschritt wird genau dokumentiert. Standards und Qualität stimmen immer. Kein Wunder, dass da ein Kranker mit seinen echten Problemen auf der Strecke bleibt. Der Patient wird in der Sichtweise medizinischer Kreismenschen zum seelenlosen Träger einer Krankheit. Die Kranken selbst erleben ständig den abweisenden Rand einer geschlossenen Gesellschaft. Ihre einzige Überlebenschance besteht darin, sich mit den Ihrigen zu einem schützenden Kreis zusammen zu schließen. Nur so können sie sich scheinbar einigermaßen wehren.

Leser, die mehr über Kreis-Kliniken erfahren möchten, verweise ich gerne auf Klaus Ratheisers’ Buch „Der missachtete Mensch“. Ich konnte nicht umhin, diesen

Autor, der den Ungeist solcher Institutionen meisterhaft in seine literarische Flasche gezaubert hat, immer wieder zu zitieren.

Die heile Klinik

Die liebevolle und damit heile Gesellschaft, in unserem Fall eine Klinik, sähe hingegen etwa so aus: Die Gemeinschaft folgt festen Regeln, wie bei einem Spiel. Der soziale Zusammenhalt verläuft besonnen und ruhig in gegenseitiger Akzeptanz. Natürlich gibt es einen Rand dieser Gesellschaften, aber der ist offen. Wenn eine Stelle frei wird, kann herein, wer will und sich den Aufgaben der Gemeinschaft gewachsen fühlt. In einem derartigen medizinischen Betrieb wie z.B. der Hospizgemeinschaft, bedarf es je nach Funktion einer bestimmten Ausbildung und einer Berufung für die Aufgabe. Als Grundvoraussetzung, um mitspielen zu können, muss aber jeder über ein Ich verfügen, das in einer Welt liebevollen Nachahmens gewachsen ist. Der Leiter solcher Systeme muss über ein Selbst verfügen, das die volle Verantwortung zu tragen vermag. Als Klinikchef muss er durch väterliche Vorbilder über Jahre in seine Bestimmung eingeführt worden sein. Er ist zur kräftigen Autorität geworden, der die Macht von selbst zufällt, aber er braucht und gebraucht sie nicht. Seine Hauptaufgabe ist es, das Ganze zu schützen und zu fördern und dabei das individuelle Ich eines jeden Mitarbeiters zu achten und wachsen zu lassen. Er lässt sich von seinen zuständigen Oberärzten, die jeweils kleineren Gemeinschaften vorstehen, dabei helfen. Er glaubt also keineswegs, alles selbst machen zu müssen. Dabei sollte die Führungsgruppe dafür sorgen, dass sozusagen jeder auf dem Platz steht, der seinem Wesen am besten entspricht, denn dort wird der Einzelne auch am zufriedensten sein. Jeder Standort in diesem Betrieb wird mit den anderen Standorten von Mitarbeitern in einem dynamischen Gleichgewicht stehen müssen. Man braucht einander, fördert einander gegenseitig und ergänzt einander. Alle Mitspieler bringen einander im Wechselspiel durch liebevolles Nachahmen dazu, in ihrer Eigenart und in der Beziehung zu den Nächsten zu wachsen. Der Umgang miteinander ist offen und alles Wichtige wird so ausgesprochen, wie es ist. Es gibt klare Regeln, Verpflichtungen und Vereinbarungen, an die sich jeder hält. Sitzt z.B. einer am falschen Platz, wird man ihm dies zart zu verstehen geben. Der zuständige Oberarzt wird versuchen, für ihn einen Ort zu entdecken, der besser passt. Jene, die sozusagen das Sagen haben, tun dies nicht von oben herab. Sie befinden sich geistig mit den Mitarbeitern, die eben niemals Untergebene sind, auf gleicher Augenhöhe und führen die Gemeinschaft durch ihr Mitgefühl. Regelmäßige gemeinsame Aussprachen helfen den Einzelnen weiter und bewahren sie davor, sich der wahnhaften Nachahmung, die sich trotz größten Bemühens in jedem Menschen immer wieder zu Wort meldet, da und dort auf den Leim zu gehen. Wenn jeder eher auf die Rechte des Nächsten achtet, als auf die eigenen, wird es immer gut gehen. Je verantwortungsvoller die Position, desto mehr muss der Betreffende von seinem Nutzen zugunsten der anderen absehen. Jeder Betrieb, jede Klinik, die so geführt ist, kann bei den Beteiligten zu Umdenken und Heilung beitragen. Einflüsse von außen können hier nur zur Wirkung kommen, wenn man sie offen annimmt, oder wenn man sich in manchen Situationen von anderen Institutionen helfen lässt.

Hier wachsen Ärzte heran, die neben fachlicher und menschlicher Kompetenz auch Führungsqualitäten entwickeln. Jeder Arzt muss führen können, er führt ja die Kranken durch ihre Krankheit. Damit ist der Boden für

Heilung von Kranken gegeben. Der Kranke fühlt sich von Anfang an in diesem System geborgen, er ist stets willkommen, außerdem stehen er und seine Heilung im Mittelpunkt. Es versteht sich von selbst, dass solche Kliniken in regem Kontakt und Austausch mit den niedergelassenen Ärzten und anderen Krankenhäusern stehen. Das alles ist keine Wunschvorstellung mehr, solch gute Welten existieren tatsächlich! Man findet sie immer wieder in Ordinationen, bei der Hospizbewegung[8] oder in verschiedenen Krankenhäusern.

Vor einiger Zeit wurde bei 3sat eine Dokumentation über ein solch liebevolles Miteinander in der Medizin gezeigt. Die Beschreibung auf der Homepage des Fernsehsenders kündigte Folgendes an: *„Im Königreich Bhutan im östlichen Teil des Himalaja ist das jahrhundertealte Wissen um ‚grüne' Arzneimittel und Behandlungsmethoden bis heute fest verankert. Das Königreich Bhutan liegt versteckt im östlichen Teil des Himalajas. Es ist kaum größer als die Schweiz und hat 600.000 Einwohner. Bis vor knapp 100 Jahren regierten dort noch die Mönchskönige, die im 17. Jahrhundert aus dem kargen Tibet in das Land jenseits der schneebedeckten Bergriesen eingewandert waren. Sie nannten das Land ‚Menjong Ghyalkhab': ‚Land der Heilpflanzen'. Das jahrhundertealte Wissen um traditionelle Arzneimittel und Behandlungsmethoden ist bis heute fest im bhutanesischen Gesundheitswesen verankert. Im Zug der Modernisierung des Landes wurde 1967 in Bhutan zwar die moderne, westlich orientierte Medizin eingeführt, die traditionelle Medizin wurde jedoch beibehalten. So ruht das staatliche Gesundheitssystem auf zwei gleichberechtigten Säulen.*

8 Die Hospizbewegung ist im Buch von Abrahamian, Bruns und Grünstäudl „Den letzten Weg gemeinsam gehen", erschienen 2007 im Goldegg Verlag, gut beschrieben. Ich möchte die Lektüre dieses Buchs bereits an dieser Stelle für eine mögliche Sterbebegleitung empfehlen.

Jörg Daniel Hissen und Peter Moers haben in Bhutans Hauptstadt Thimpu das Krankenhaus besucht, in dem Dungzhos, die traditionellen Ärzte, mit goldenen Nadeln und heißen Kräutersäckchen erfolgreich Schmerzen lindern und dabei Beschwörungsformel murmeln. Sie erzählen, wie Ärzte in Bhutan arbeiten und was die ‚grüne' Medizin tatsächlich leistet, welche Beschwerden Pflanzen wirklich heilen können. Mit Dorji Thinlay, dem ranghöchsten Pflanzenexperten des Krankenhauses, erklimmen sie die Höhen des Himalajas und begleiten ihn auf seiner Reise zu den Bergbauern und Yakhirten, die Arzneipflanzen ernten und sammeln. Dort stoßen sie auch auf Cordiceps ein geheimnisvolles Potenz- und Energiemittel, das Teuerste, was die Bergwelt Bhutans zu bieten hat."

Das Besondere daran ist, dass die traditionellen Mediziner mit den modernen Medizinern zusammenarbeiten. Die Patienten haben die Wahl, ob sie im Krankheitsfall ins traditionelle oder ins moderne Spital gehen – beides steht ihnen kostenfrei zur Verfügung (das Gesundheitssystem wird vom Staat und von Förderern finanziert). Wenn ein traditioneller Mediziner (Dungzho) erkennt, dass er einem Patienten mit seiner Behandlung nicht helfen kann, wird dieser ins moderne Spital überwiesen. Das passiert natürlich auch umgekehrt. Ein Kennzeichen der traditionellen Medizin ist, dass der Kontakt zwischen Dungzho und Patient wesentlich ist. Ersterer versucht durch intensive Gespräche und seine spezielle Art des Pulsnehmens (Körperkontakt) auf die Probleme zu kommen, die hinter den Krankheitssymptomen stehen (die innerste Krankheit): Angewandt wird auch, wie bereits erwähnt, die goldene Nadel (laienhaft gesagt eine Art Akupunktur mit erhitzter Nadel) und das Teebeutel-Verfahren. Außerdem kommen zahlreiche Heilkräuter zur Anwendung, die ebenfalls kostenfrei verschrieben werden.

Bei Betrachtung der beiden extrem gegensätzlichen Formen von „Gemeinschaft“ in medizinischen Institutionen sind einige Punkte beachtenswert: Zieht man eine Gerade von einer ausgesprochenen Kreisklinik zu einer liebevoll geführten ärztlichen Gemeinschaft, so werden die meisten ihren eigenen Betrieb irgendwo auf einem Punkt zwischen den beiden Extremen vorfinden. Es ist fraglos wichtig, dafür zusorgen, dass die Institution, in der man arbeitet, sich immer mehr in Richtung liebevoller Gemeinschaft entwickelt. Bei uns Ärzten ist diese Entwicklung ins Gute schon allein deshalb unbedingt erforderlich, da es bei der medizinischen Profession um echte Heilung gehen soll. Diese ist aber nur im liebevollen Milieu möglich und im Kreis schwer erreichbar.

Eine sehr wichtige Frage für uns Ärzte ist die, wie es in der Vergangenheit mit so genannten Kreisen und ihrer Funktion ausgesehen hat und welche Bedeutung sie bei der Entwicklung unserer Kultur spielten. Wenn wir die Geschichte der Kreise und damit der Wirkung der innersten Krankheit auf die Menschheit besser kennen, können wir diese Krankheit eigentlich erst richtig verstehen und uns an ihre Behandlung machen. Außerdem kann auf diese Art und Weise gezeigt werden, welches Los jenen Ärzten beschieden ist, die sich mit ihresgleichen zu einem geschlossenen Kreis von Wissenden ab- und zusammenschließen. All diesen Fragen und dem großen Problem des Opfers, das die Kreise im Allgemeinen stabilisiert, ist der kommende Abschnitt gewidmet. Am wichtigsten ist der zweite Abschnitt für uns Ärzte aber deshalb, weil wir uns auch als Ärzte der Gesellschaft und ihrer Krankheiten verstehen. Diese Aufgabe können wir aber nur dann mit Nachdruck erfüllen, wenn wir die verheerenden Folgen der innersten Krankheit und ihrer Kreise für die menschliche Gesellschaft in der Vergangenheit durchschauen und so die Gefahren für diese schlechte Entwicklung in der Gegenwart rechtzeitig erkennen können.

2. Abschnitt
War das immer schon so?

Die Frage „War das immer schon so?" erkundigt sich, ob die innerste Erkrankung der Menschen in der Gesellschaft immer schon wirksam war und wenn ja, in welchem Ausmaß. Mit anderen Worten: Was hat unsere Kultur mit der innersten Krankheit zu tun? Waren unsere menschlichen Gesellschaften immer schon Kreise? Falls das der Fall ist: Warum waren sie Kreise und keine liebevollen Gemeinschaften? Bei den nachfolgenden Ausführungen wird allerdings nicht darauf eingegangen, ob es einmal eine heile Menschheit gab, die nur von der Liebe zu Gott und den Menschen geprägt war, wie das Böse in die Welt kam und was den Begriff Erbsünde ausmacht. Die Beantwortung dieser Fragen würde den Rahmen des vorliegenden Buchs sprengen. Interessierte möchte ich auf das Buch von Raymund Schwager „Erbsünde und Heilsdrama" verweisen. In diesem Abschnitt geht es um die menschliche Kultur, unsere Kultur, die eben im Wesentlichen von der innersten Krankheit mit den dazu gehörenden Kreisen und ihrer scheinbaren Bewältigung durch Opfer bestimmt war und noch immer ist.

Girard widmet sich in seinem Werk „Das Ende der Gewalt" unter anderem der Hominisation, der Entstehung des Menschen: *„Das Gehirn des menschlichen Kindes ist schon bei dessen Geburt so voluminös, dass der Mensch nicht geboren werden könnte ohne eine Erweiterung des mütterlichen Beckens, was bei den anderen Primaten nicht notwendig ist. Andererseits weist das menschliche Gehirn nach der Geburt das größte Wachstum auf. Um* *dieses Wachstum zu ermöglichen, schließt sich beim Kind die Schädeldecke erst lange nach der Geburt. Der neugeborene Mensch ist verletzlicher und hilfloser als die Jungen der anderen Säugetiere und bleibt dies für eine sehr lange Zeit.*" (René Girard, Das Ende der Gewalt. S. 86)

So ist der Mensch viel mehr auf Zuwendung seiner Eltern angewiesen als jedes andere Lebewesen. Die vorzeitige Geburt bedingt die elastische Lernfähigkeit des Menschen. Sie führt aber auch zu einer viel stärkeren und längeren Bindung an die Mutter und braucht unbedingt deren liebevolle Vorbildwirkung. Sie stärkt aber auch die Beschützerrolle des Mannes. Bei den Menschenaffen dauert die Abhängigkeit der Kleinen von der Mutter ebenfalls noch recht lange, erstreckt sich jedoch nicht über einen so langen Zeitraum wie beim Menschen. Im Gegensatz zu den Affen wurden die Menschen bald zu Fleischessern und Jägern. Zur Jagd ist jedoch eine verstärkte Angriffslust nötig und daher ist es verständlich, dass beim Menschen Aggression verbunden mit der Adrenalinausschüttung bei Erregung ein größeres Problem darstellt als bei den Affen. Die vermehrte Aggressionsbereitschaft der Menschen ist das Hauptproblem bei der Bildung menschlicher Gemeinschaften. Der Mensch ist zwar das liebenswerteste und liebesfähigste, aber auch das gewalttätigste und grausamste Lebewesen auf dieser Erde.

Tiere haben Zähne und Krallen, ihr gesellschaftlicher Schutz ist durch instinkthafte Triebbremsen gewährleistet. Verliert ein Wolf gegen seinen Rivalen im Zweikampf, so unterwirft er sich dem Stärkeren, indem er sich auf den Rücken dreht und dem Gegner den freien Hals hinhält – daraufhin lässt dieser vom Kampf ab. Der Mensch hat diese Art von schützenden Instinkten nicht. Solange er nicht bewaffnet ist, ist dieses Fehlen von hemmenden Trieben auch nicht so gefährlich. Wenn er aber die Macht von Steinen als Waffe erkennt, kann seine Neigung zur Gewalttätigkeit zum echten Problem werden.

Wie bei den Menschen gibt es natürlich auch bei Tieren Konflikte durch aneignende Nachahmung. So kommt es zum Kampf um Weibchen oder um besondere Nahrung. Der Unterschied ist, dass sich das Individuum, das nachgibt und sich unterwirft, dies in Zukunft immer wieder tun wird. Dem Sieger werden dann im weiteren Zusammenleben für immer das Lieblingsweibchen und der beste Happen überlassen. Dies schafft eine Festigung der Gemeinschaft durch so genannte *dominance patterns* (= Muster von Vorherrschaft), die in der Anerkennung des führenden Tieres bestehen. Ein derartiges Verhalten verhindert den Streit und Kampf innerhalb einer Tiergruppe. Im Unterschied zu menschlichen Gemeinschaften ist also die aneignende Nachahmung im Tierreich durch diese *dominance patterns* eingeschränkt: Die schwächeren Tiere beobachten die Leittiere vom Rand des Rudels aus genau und imitieren deren Verhalten, mit Ausnahme des aneignenden Verhaltens. So orientieren sich alle Tiere an den Leittieren. Die Tiergesellschaft wird durch Nachahmung dieser „Führer", z.B. wenn alle auf eine Fluchtbewegung des Leittiers hin flüchten, geschützt.

Was ist nun beim Menschen anders? Girard zitiert dazu aus Jacques Monod's Werk „Le hasard et la nécessité": *Meines Erachtens sind es die mächtige Entfaltung und intensive Verwendung der Simulationsfunktion, welche die einzigartigen Eigenschaften des menschlichen Gehirns charakterisieren, und zwar auf der tiefsten Ebene der Erkenntnisfunktionen, auf der die Sprache aufruht und die sie nur zum Teil expliziert."*

(R. Girard. Das Ende der Gewalt. S.96)

Somit scheint es wohl sicher zu sein, dass sich mit Zunahme der Gehirngröße in Richtung „Homo sapiens" die

Fähigkeit und Intensität der Nachahmung in jeder Hinsicht gegenüber Tieren steigern. Dadurch erfährt auch die aneignende Nachahmung einen ungleich stärkeren Einfluss auf das Verhalten des Menschen. Somit sind die Kräfte im Menschen, sich den Besitz des Anderen anzueignen, so stark, dass die dominance patterns nicht mehr zum Tragen kommen. Das heißt: Konflikte, sowohl zwischen Einzelnen als auch zwischen Gruppen, sind vorprogrammiert. Man muss sich diese Menschengruppen, die sich, um in ihrer wilden Umgebung überleben zu können, immer mehr zusammenfinden, als eine Sammlung äußerst ängstlicher und erregbarer Individuen vorstellen. Von allen Seiten durch eine feindliche Natur, wilde Tiere, Hitze und Kälte sowie Seuchen bedroht, stehen sie sich auch untereinander voll Misstrauen gegenüber und wollen das, was die anderen besitzen, ebenfalls besitzen. Kein Wunder, dass es in diesem Milieu immer wieder zu Gewalttaten kommt. Die Nachahmung, vor allem aber deren aneignende Variante, steigert sich auf diese Weise immer mehr und wird zur heftigen Begierde, die dem Menschen zuinnerst ist, also zur metaphysischen Begierde.

Wolfgang Palaver: „*Wo die Mimesis* (Nachahmung) *zur metaphysischen Begierde wird, ist sie – wie wir bereits festgehalten haben – durch eine außerordentliche Ansteckungsfähigkeit gekennzeichnet. Die räumliche, soziale und vor allem geistige Nähe von Menschen zueinander in Situationen interner Vermittlung* (interne Vermittlung = wahnhafte Nachahmung) *macht sie zu einer Art Infektionskrankheit, die sich seuchenartig ausbreiten kann. In vielen archaischen Mythen und literarischen Texten finden wir immer wieder das Symbol der Plage oder der Pest, das einen durch die Mimesis bedingten Zusammenbruch der menschlichen Gesellschaft zum Ausdruck bringt. So wie die Nachahmung ist auch die Seuche ansteckend; beide bedrohen in gleicher Weise die soziale Ordnung. Eine gegenseitige Gewalttätigkeit, die alles Leben töten kann, ist die direkte Folge solcher Krisen. Es ist daher nicht erstaunlich, dass im Bewusstsein primitiver Gesellschaften natürliche und soziale Katastrophen nicht voneinander unterschieden werden.*" (W. Palaver: René Girards mimetische Theorie. S. 184)

Das Gleichsetzen der erregten, ansteckenden, wahnhaften Nachahmung nicht nur mit der Natur sondern auch mit der Pest, erkennt von Anfang an dieses Verhalten als Krankheit. Es handelt sich um das innerste Gebrechen des Menschen, das ansteckend ist wie die Pest. Durch die seuchenartige Ausbreitung kommt es zu Situationen, in denen die Ordnung zusammenzubrechen droht, indem jeder gegen jeden vorgeht. Man stelle sich eine Urgesellschaft ebenso vor wie einen Mob der Neuzeit, der nur zu schnell in aggressive Raserei verfällt. Man lebte ständig in einer gefährdeten Existenz. Man existierte, wie oben schon erklärt, in ständiger Furcht und Erregung und oft genügte ein sprichwörtlicher Funken, um diese ängstlich erregten Gruppen in ihrer Stimmung kippen zu lassen. So konnte durch den Streit um ein Beutestück die Gemeinschaft plötzlich zum Rasen gebracht werden. Mit einem Schlag verwandelte sie sich in erschreckendem Zorn in eine tobende Masse. Die Wut eskalierte, der Strom trat über die Ufer und alle Strukturen der Gesellschaft, alle ordnenden sozialen Differenzen verschwanden. Jeder war gegen jeden.

Aber plötzlich geschah etwas äußerst Merkwürdiges: In der Masse wurde auf einmal und rein zufällig ein Einzelner beschuldigt. Niemand wusste, warum gerade er der Schuldige war, aber alle glaubten es. Drohungen werden laut, es fliegen Steine und auf einmal liegt dieser Eine tot am Boden und alle trampeln mit wüsten Beschimpfungen auf ihm herum. Mit einem Schlag herrscht eine unheimliche Stille, alle umstehen den Toten, ein ehrfürchtiger Schauer erfasst sie. Alle sind ergriffen und schweigen. Er, der als der Böseste von ihnen gemeinsam zertrampelt wurde, strahlt Frieden aus. Die Täter stehen um die Leiche herum und blicken sich versöhnt an. Ein Kreis ist entstanden! Die Gesellschaft hat sich in Frieden zusammengeschlossen. Dem Toten wird nun wie bereits zuvor alles Böse, aber auch die Verwandlung der Gemeinschaft in eine friedliche Gruppe zugeschrieben. Er ist daher heilig, er ist göttlich. Wie man sieht, ist dieses heilig zweideutig: Zugleich sehr böse – lastet man ihm doch alles Böse an – dann sehr gut – verdankt man ihm doch die restlose Versöhnung der Gemeinschaft. Das lateinische Wort sacer für heilig drückt dieses gut/böse im einen Heiligen aus.

Dieses Heilige zu berühren, ist gefährlich, denn Gewalt ist ansteckend. So entstehen Priester, die mit der Gottheit in Berührung kommen, die aber für die anderen Menschen unberührbar sind. Sie sind die Schleusen zur Gottheit. Die Götter (in Wahrheit ermordete Sündenböcke) stehen als schützende Kraft vor jenen Vergehen, deren sie selbst bezichtigt werden. So kommen die Gesetze in die Gemeinschaft und so entstehen neben den Gesetzen die Tabus und die Riten, auf die später eingegangen wird.

„Wir können die Hominisation als eine Reihe von Etappen auffassen, die es ermöglichen, sich stets steigernde mimetische Intensitäten zu bändigen. Sie sind voneinander getrennt durch katastrophenhafte Krisen, die aber fruchtbar sind, denn sie lösen von neuem den Gründungsmechanismus aus und versehen jede Etappe mit stets strengeren Verboten im Innern und mit stets wirksameren rituellen Kanalisierungen nach außen." (René Girard. Das Ende der Gewalt. S. 97)

Berichtet wird von diesen prähistorischen Ereignissen durch die Mythen. Den Mythen ist, so Girard, ein Merkmal eigen: Sie vertuschen den Mord, sie benennen ihn einfach in Opfer um. Denn einen Gott darf man doch nicht ermorden. Sein Tod, also das Opfer, wird entweder als freiwilliges oder als zufälliges Sterben hingestellt. Die Verfolger, die Täter, sind allemal unschuldig. Die Gründungsopfer (eigentlich Gründungsmorde) der Gesellschaften, welche die jeweiligen Kulturen mit ihren Gesetzen begründen, werden somit immer verschleiert dargestellt. Jeder Mythos ist im Grunde eine unaufrichtige Darstellung der Wirklichkeit: Aus einem Mord wird die gerechte Tat an dem einzig Bösen, der in Wahrheit unschuldig ist.

Um es von einem anderen Standpunkt aus zu betrachten: Der Ursprung der menschlichen Kultur mit ihren Gesetzen und Riten liegt eindeutig im Religiösen, im Bewältigen der Gewalt durch die Transzendenz: Das Opfer übersteigt (= transzendiert) diese Welt in den Bereich „außerhalb“ und „oberhalb“ von ihr, und verwandelt sich dadurch in die schützende und strafende Gottheit. Die Gemeinschaft betet das an, was sie vor sich selbst, vor ihrer eigenen Gewalttätigkeit schützt. Das ist letztlich wiederum die gemeinsam ausgeübte, aber ins Jenseits, über den Kreisrand hinaus, verbannte, aber doch eigene Gewalt.

Den Lesern soll nun das, was einen Mythos ausmacht, genauer erklärt werden. Der den meisten wohl bekannteste Mythos ist der des Ödipus. Deshalb will ich ihn kurz darstellen: Ödipus ist laut Mythos der Sohn des Laertes und der Iokaste. Dem Laertes wird vom Orakel in Delphi prophezeit, sein Sohn werde ihn töten. Daraufhin lässt Laertes die Füße seines neugeborenen Sohnes durchbohren und zusammenbinden, dann wird das Baby ausgesetzt. Der Hirte, der dies tun muss, hat aber Mitleid und so kommt das Kind zum kinderlosen Königspaar nach Korinth, das ihn als Sohn annimmt. Die Beine werden geheilt. Man gibt ihm den Namen Ödipus (= Schwellfuß). Älter geworden geht Ödipus, nachdem er bei einem Saufgelage von einem Kumpan bezüglich seiner Herkunft verunsichert wurde, selbst nach Delphi und erfährt dort vom Orakel, dass er seinen Vater töten und seine Mutter heiraten werde. Er kehrt deshalb nicht mehr nach Korinth, zu seinen vermeintlichen Eltern, zurück.

Auf dem Weg von Delphi begegnet er an einer Weggabelung dem Wagen des Laertes, den er jedoch nicht kennt. Dessen Wagenlenker tötet, da Ödipus nicht schnell genug ausweichen kann, eines von Ödipus' Zugpferden. Daraufhin erschlägt Ödipus den fremden Wagenlenker und den Insassen des Wagens, seinen eigenen Vater. Wie er weiter zieht, gelangt er nach Theben, vor dessen Toren ein Ungeheuer, die Sphinx, lauert. Sie ist oben Frau, hat die Flügel und Krallen eines Raubvogels und den Körper eines Löwen. Jeder Vorübergehende muss ihr Rätsel beantworten, sonst bringt sie ihn um. Ödipus löst das Rätsel und die Sphinx stürzt sich selbst in den Abgrund. Von dieser Plage befreit, bieten die Thebaner dem Ödipus den freien Königsthron an. Er wird König und heiratet Iokaste, seine Mutter. Das Orakel hat sich voll erfüllt. Nach vielen Jahren, Ödipus hat in der Zwischenzeit von Iokaste vier Kinder bekommen, bricht in Theben die Pest aus. Das Orakel von Delphi wird aufgesucht und so erfahren alle, dass der Gott Apollo erzürnt sei, weil Ödipus seinen Vater erschlagen und seine Mutter geheiratet habe. Deshalb werde Theben von Apollo mit der Pest gestraft. Daraufhin erhängt sich Iokaste und Ödipus blendet sich mit ihrer Spange und lässt sich von seiner Tochter Antigone aus der Stadt nach Kolonos führen. Die Pest hört auf und Ödipus aus Kolonos gilt als heilig!

Entkleidet man den Mythos seiner märchenhaften

Züge, der Orakelsprüche von Delphi und der Sphinx, so sieht man hier denselben Mechanismus wie bei allen Opferkulten: Die Königin wird erhängt, der König geblendet und vertrieben, da ihm die furchtbarsten Verbrechen angelastet werden. Die Pest, mit anderen Worten die mimetische Krise, hört auf.

Girard erfindet eine moderne Ödipusgeschichte, um den Leser vollends davon zu überzeugen, was es mit den Mythen auf sich hat: *„Die Ernten sind schlecht, die Kühe verwerfen; alle sind miteinander zerstritten. Es scheint, als sei das Dorf verhext. Klar, der Hinkende hat uns das eingebrockt. Er ist eines schönen Tages aufgetaucht, niemand weiß woher, und hat sich eingerichtet, als wäre er hier zu Hause. Er hat sich sogar erkühnt, die umworbenste Erbin des Dorfes zu heiraten, und er hat mit ihr zwei Kinder gezeugt. Es scheint bei ihnen nicht alles mit rechten Dingen zu und her zu gehen. Der Fremde wird verdächtigt, dem ersten Mann seiner Frau, einem Dorfpotentaten, übel mitgespielt zu haben; er verschwand nämlich unter ganz mysteriösen Umständen, und der Neuankömmling übernahm seine Stellung in beiden Rollen. Eines Tages wurde es den Kerlen im Dorf zuviel. Sie nahmen ihre Mistgabeln und zwangen damit die unheimliche Figur zu verschwinden."* (R. GIRARD. Der Sündenbock. S. 47)

Hier noch ein Text von Girard, der ein Gründungsopfer zum Inhalt hat: *„Unsere beiden Autoren* (die Anthropologen Hubert und Mauss) *zitieren ein griechisches Beispiel, das eigentlich nichts zu wünschen übrig lässt: In Trözene im heiligen Bezirk des Hippolytos-Tempels wurde alljährlich die Lithobolia* (Steinigung) *gefeiert. Dieses Fest galt dem Tod der fremden Göttinnen Damia und Auxesia. Nach der Überlieferung waren die beiden fremden Jungfrauen aus Kreta gekommen und wurden, da die Stadt im Aufruhr war, gesteinigt. Die fremden Göttinnen sind* *der Fremde, der Vorüberziehende, der in den Erntefesten oft eine Rolle spielt; die Steinigung ist ein Opferritus.*" Girard fährt mit eigenen Worten fort: „*Im Umkreis des Ödipusmythos gibt es Riten wie die des pharmakos oder des katharma, deren wahre Bedeutung sich im Lichte der oben vor gestellten Lektüre erhellt. Voraussehend wie sie war, unterhielt die Stadt Athen auf eigene Kosten eine Reihe von Unglücklichen* (Pharmakoi) *für derartige Opferungen.*" (R. GIRARD. Das Heilige und die Gewalt. S. 141–142)

Diese Textstelle weist darauf hin, wie es zu einem Ritus kommt. Die ursprünglichen, meist zufällig gefundenen Opfer, aber natürlich auch Fremde wie Ödipus oder Damia und Auxesia waren Quellen der Gründung. Da es aber in allen Gemeinschaften immer wieder zu Gewalttaten kam, die Rache und besonders Blutrache nach sich zogen, mussten diese Gründungsopfer ständig neu wiederholt werden. Dabei wurden die das Opfer begleitenden Umstände so hergestellt, dass sie denen beim Gründungsopfer möglichst genau glichen. Wer wurde überhaupt geopfert? Solche, die möglichst keine Blutrache durch ihre Sippe wegen ihrer Ermordung nach sich ziehen konnten und trotzdem irgendwie zur Gemeinschaft gehörten. Es mussten also Tiere, die der Gruppe besonders nahe standen, oder Menschen, die nicht ganz dazugehörten, sein. Beide Opfertypen hatten einen gewissen Kontakt zur Gruppe, aber sie gehörten auch nicht dazu. Solche Außenstehende waren Gefangene, Kinder, Sklaven, Fremde oder der pharmakos.

Der pharmakos war im klassischen Griechenland ein Sündenbock (ein Sklave, ein Krüppel oder ein Krimineller), der zu bestimmten Zeiten aus der Gemeinschaft ausgestoßen wurde. Diese Zeiten waren: Hungersnot, Invasion, Pest oder wenn der Kalender eine Zeit der Reinigung vorsah. Am ersten Tag der Targelien, dem Fest des Apollo von Athen, wurden zwei dieser Pharmakoi geopfert. Die Quellen divergieren bezüglich der Art der Opferung. Die einen meinen, sie wären von den Klippen geworfen worden, oder wären gezwungen worden, sich hinunter zu stürzen. Andere meinen, sie seien bloß mit Ruten geschlagen und gesteinigt, aber nicht getötet worden.

Girard: *„Im Notfall, d.h. wenn eine Katastrophe – Epidemie, Hungersnot, fremde Invasion, interner Zwist – über die Stadt hereinbrach oder hereinzubrechen drohte, dann gab es immer einen pharmakos, der der Gemeinschaft zur Verfügung stand.*

Die umfassende Erklärung des Ödipusmythos, d.h. die Ermittlung des Mechanismus des versöhnenden Opfers, macht das von den Opferern verfolgte Ziel verständlich. Sie wollen so exakt wie möglich das Modell einer früheren Krise wiedergeben, die dank des Mechanismus des versöhnenden Opfers einen glücklichen Ausgang gefunden hatte. Alle realen und imaginären Gefahren für die Stadt werden mit der größten Gefahr gleichgesetzt, der eine Gesellschaft ausgesetzt ist: der Krise des Opferkultes. Der Ritus ist die Wiederholung eines ersten spontanen Lynchmordes, in dessen Folge in der Gemeinschaft wieder Ordnung herrschte: er hat die in der gegenseitigen Gewalt verloren gegangene Einheit wiederhergestellt. Wie Ödipus wird das versöhnende Opfer als Befleckung verstanden, die rundum alles ansteckt und dessen Tod die Gemeinschaft tatsächlich reinigt, weil dadurch wieder Ruhe einkehrt. Aus diesem Grund wurde der pharmakos überall herumgeführt, zog er doch die Unreinheit an und versammelte sie auf sich; nachher wurde er dann weggejagt, oder man tötete ihn in einer Zeremonie, an der das ganze Volk teilnahm.

Wenn unsere These richtig ist, dann lässt sich ohne

Schwierigkeiten erklären, warum der pharmakos – wie auch Ödipus – eine zweifache Bedeutung hat. Einerseits wird in ihm eine bedauernswerte, verachtenswerte, ja schuldige Person gesehen; er ist die Zielscheibe jeglicher Art von Spott, Beschimpfungen und selbstverständlich von Gewalttätigkeit. Andererseits wird ihm eine quasi-religiöse Verehrung zuteil; er spielt die Hauptrolle in einer Art Kult. Diese Dualität widerspiegelt die Metamorphose, deren Instrument das rituelle Oper – in der Folge des ursprünglichen Opfers – sein soll; es muss die bösartige Gewalt insgesamt auf sich ziehen, um sie durch seinen Tod in gutartige Gewalt, in Frieden und Fruchtbarkeit zu verwandeln.

Es ist also nicht verwunderlich, das pharmakon im klassischen Griechenland sowohl Gift wie auch Gegengift, Übel und Heilmittel bedeutet, ja schließlich jede Substanz meint, die je nach Fall, Umständen und Dosierung eine sehr positive oder ganz und gar negative Wirkung ausüben kann; das pharmakon ist magische Droge oder ambivalentes Pharmazeutikum. Seinen Gebrauch sollen die gewöhnlichen Menschen jenen überlassen, die über außergewöhnliche und nicht unbedingt natürliche Kenntnisse verfügen, nämlich den Priestern, Magiern, Schamanen, Ärzten usw." (R. Girard. Das Heilige und die Gewalt. S. 142/143)

Compton beschreibt in seinem Buch „Victim of the Muses" den Pharmakos: „*The pharmakos was a human embodiment of evil who was expelled from the Greek city at moments of crisis and disaster. The name is probably, but problematically, connected with pharmakon, ‚medicine, drug, poison'. Both poison and drug were originally magical; so a pharmakon is a magical dose … causing destruction or healing. Pharmakos then would be ‚magic man, wizard' first, though the borderline between magic and religion is not easy to define; the early pharmakos might have been ‚magic man' or he might have been ‚sacred man'. Then, presumably, he or she was 'healer, poisoner', then later, expiatory sacrifice for the city … On the one hand, the pharmakos could be the medicine that heals the city …; on the other, he could be the poison that had to be expelled from the system (he is often ugly or criminal). Thus these two interpretations are not exclusive."* (T. M. Compton. Victim of the Muses. S. 3 ff.)

Frei übersetzt bedeutet diese Textstelle Folgendes: Der pharmakos war die menschliche Verkörperung des Bösen, der in Augenblicken von Krise oder Katastrophe aus einer griechischen Stadt vertrieben wurde. Der Name ist wahrscheinlich, aber auch problematisch, mit dem Wort pharmakon, Medizin, Droge, Gift verknüpft. Beide, Gift und Medikament, hatten eine magische Bedeutung; somit ist ein pharmakon eine magische Dosis, die Zerstörung oder Heilung mit sich bringen kann. Ein Pharmakos wäre dann ein ‚magisch' wirkender Mann, ein ‚Zauberer', obwohl die Grenze zwischen Magie und Religion hier nicht leicht zu ziehen ist; der frühe pharmakos könnte ‚magischer Mann' oder auch ‚heiliger Mann' gewesen sein. In späteren Zeiten waren er oder sie vermutlich ‚Heiler bzw. Giftmischer', dann später sühnendes Opfer für die Stadt. Auf der einen Seite wäre dann der pharmakos die Medizin, die die Stadt heilt …; auf der anderen Seite könnte er das Gift (oft hässlich oder ein Verbrecher) verkörpern, das aus der Stadt entfernt wird, um diese von Gewalt und allem Übel zu reinigen. So schließen sich die beiden Interpretationen nicht aus.

Im *pharmakos* entdeckt man somit eine **aktive** Möglichkeit als Heiler. Da er aber auch Giftmischer ist, erkennt man auch seine mögliche **passive** Heilungsfunktion als versöhnendes Opfer, wenn er im Falle der Krise als Gift der Stadt ausgestoßen wird. Diese Aufgabe sitzt aber bereits als Heiler in ihm, da er, wie gesagt, auch Giftmischer, also böse sein kann. Er besitzt in all diesen Positionen bereits die zweideutige Bedeutung des Sakralen. So versteht man, dass nicht nur Hässliche, Verbrecher und Fremde, sondern auch solche zu pharmakoi wurden, denen eine magische Kraft zugeschrieben wurde, die immer als heilend und gefährlich in einem galt. Sowohl die Judenverfolgungen im Mittelalter, als auch die Hexenjagden in der frühen Neuzeit richteten sich somit gegen *pharmakoi*. Denn sowohl Hexen, als auch Juden waren vor ihrer Verfolgung gesuchte Ratgeber. Wenn Ärzte sich zu geheimnisvollen Zauberern und Eingeweihten, also zu Göttern in Weiß machen, so werden sie ebenfalls nur zu leicht zu *pharmakoi*.

Betrachtet man diese Funktion des pharmakos im klassischen Griechenland, so mag es verwundern, dass in dieser geistig schon so hochstehenden Zeit noch derart unmenschliche Bräuche herrschten. Erst zu Ausgang des 5. Jahrhunderts v. Chr. begannen sich die Griechen über ihr Tun tiefere Gedanken zu machen. Die Dramatiker hinterfragten die Opferkulte, wie zum Beispiel Sophokles (496–406/405 v. Chr.) in König Ödipus, wenngleich er auch nie die ganze Wahrheit über das Opferkultwesen aufdeckte. Dies zeigt Girard in „Das Heilige und die Gewalt“. Wir wissen nicht, ob Sophokles die Wahrheit nicht ganz sah oder ob er nicht wagte, sie aufzudecken. Der Historiker Thukydides (460–399/396 v. Chr.) erkannte im politischen Verhalten einen Ausdruck von menschlicher Krankhaftigkeit. Dem Arzt Hippokrates (460–370 v. Chr.) ging es um die Erfassung der kranken Gruppe und des einzelnen Kranken in seiner Tiefe. Ihm war die innerste Erkrankung ganz gewiss bewusst, aber bei aller Aufgeklärtheit dieser Epoche muss man doch bedenken, dass der weise und von allen respektierte Philosoph Sokrates (469–399 v. Chr.) deshalb zum Tode verurteilt wurde, weil man ihm vorwarf, die Jugend gegen den Glauben an die Götter zu verführen. So sieht man in der klassischen Epoche Griechenlands eine ungeheure Spannung zwischen aufklärendem Geist und altem Götterglauben, der das Opferkultsystem mit aller Gewalt bewahren wollte.

Die menschlichen Gemeinschaften konnten, verstehen wir alles bisher Gesagte richtig, also nur überleben, indem sie der Gewalt in ihren Gemeinschaften durch die Kanalisation mittels der rituellen Sakralopfer Herr wurden. Deshalb wurde dieses System auch so ängstlich geschützt, denn eines war allen von Anfang an klar: Wenn die Gewalttätigkeit nicht kontrolliert wird, kommt es zu Mord, Totschlag und Rache durch die Sippe des Ermordeten, die Blutrache. Um diesen Mechanismus, der das gesamte Volk bedrohte, nicht zum Tragen kommen zu lassen, waren die Ritualopfer für lange Zeiten des Rätsels Lösung. Die immer besser organisierten Staaten setzten dem Opferkultwesen langsam aber sicher ein Ende. In Hinkunft trat der Staat bei Gewalttaten durch seine Rechtssprechung und Justiz als übermächtiger Gegner auf. Seine Strafen, die natürlich auch nichts anderes sind als Rache, konnten von den Tätern und ihren Angehörigen nicht mehr erwidert werden. (Diese Art von Rechtsprechung setzt allerdings ein gut funktionierendes Staatswesen voraus.)

Nachdem es also eine der wichtigsten Aufgaben von Religion ist, die Gesellschaft vor ihrer eigenen Gewalt mit Hilfe einer transzendenten, die Gesellschaft übersteigenden Macht zu schützen, fragt man sich, wie die jüdisch-christliche Tradition mit Gewalt umging. Das Alte Testament ist von dieser Warte aus betrachtet ein großartiger Auszug aus der Welt der Opfer, wie man dies allein schon am Begriff des „Sündenbocks" sieht. Josef[9] steht seinen Brüdern wie den Verleumdungen der Frau des Potiphar unschuldig gegenüber. Gott verhindert die Opferung Isaaks durch Abraham. Ijob weiß sich von Gott trotz der Angriffe der Freunde, die ihm einreden wollen, er sei ein böses Opfer, geschützt. In den Psalmen wendet sich der verfolgte Beter direkt an Gott. Girard meint dazu: *„Was für die Josephsgeschichte gilt, gilt auch in anderer Form, für eine Vielzahl von Psalmen. Diese Texte sind meiner Auffassung nach die ersten Texte der Menschheitsgeschichte, die den für die Mythologie typischen, von der hysterischen Menschenmenge umringten Opfern das Wort geben."* (R. GIRARD: Ich sah den Satan vom Himmel fallen wie einen Blitz. S. 150) In den Gottesknechtsliedern des Propheten Jesaja wird ein leidender und verfolgter Gottesknecht dargestellt, der ohne Schuld ist.

Für unser Empfinden sind Opfer ermordete Sündenböcke. Das uns so geläufige Wort Sündenbock stammt aus dem 16. Kapitel des Buchs Leviticus: *„Aaron soll seine beiden Hände auf den Kopf des lebenden Bockes legen und über ihm alle Sünden der Israeliten, alle ihre Frevel und alle ihre Fehler bekennen. Nachdem er sie so auf den Kopf des Bockes geladen hat, soll er ihn durch einen bereitstehenden Mann in die Wüste treiben lassen und der Bock soll all ihre Sünden mit sich in die Einöde tragen."* (LEV 16, 21–22)

---

9 Josef war der Lieblingssohn Jakobs, des Enkels Abrahams. Aus Eifersucht verkauften ihn seine Brüder als Sklaven an Beduinen, durch die er in das Haus des angesehenen Ägypters Potiphar gelangte. Dessen Frau war hinter Josef her, doch er ging nicht auf ihre Wünsche ein, worauf sie ihn bei Potiphar verleumdete, Josef hätte versucht, seine, Potiphars, Frau zu vergewaltigen. Er landet im Gefängnis, aber der Pharao wird durch Taumdeutungen bei zwei pharaonischen Beamten, die sich bewahrheiten, auf Josef aufmerksam. Josef steigt so in seinem weiteren Leben zum höchsten Beamten des Pharao auf

Somit deckt die Bibel die Lüge des Opferkultes auf. Das ausgetriebene Tier ist schuldlos, es wird ausgestoßen, um symbolisch die Sünden des Volkes in die Transzendenz der Wüste zu tragen. Noch deutlicher wird die Aufdeckung der Unschuld des Opfers im Begriff „Lamm Gottes" des Neuen Testaments. Gott, wie er sich in der Bibel offenbart, stellt sich stets auf die Seite der Opfer. In Exodus 15, 26 kann man lesen: *„Ich bin der Herr, dein Arzt."* Aus der Sicht Gottes, der eben immer auf der Seite der Opfer steht, ist also auch jener ein Arzt, der in der derselben Augenhöhe wie das Opfer dieses zur Heilung führt und nie an einer Opferung teilnimmt!

Jesus steht in derselben Position wie gute Ärzte. Zu seiner Zeit galt nach allgemeiner Vorstellung der Kranke als Sünder, den man mied. Diese Vorstellung lebt bis heute in den Köpfen so mancher Zeitgenossen. Man denke bloß an Aids oder Leberzirrhose bei Alkoholikern, da hagelt es meist Schuldzuweisungen. Jesus betont hingegen, wie man ihm vorwirft, mit Sündern Gemeinschaft zu halten: „Nicht die Gesunden bedürfen des Arztes, sondern die Kranken." Wenn Ärzte in dieser Haltung zu den Kranken kommen, stehen sie auf der Seite Gottes. Wenn Ärzte hingegen als erhaben Wissende auftreten, machen sie sich selbst zum pharmakos und haben auch dessen Los zu teilen.

Der Begriff „Lamm Gottes" signalisiert von Anfang an, welches Schicksal den erwartet, in dem Gott zu den Menschen kommt, von dem es heißt: *„Er zog in ganz Galiläa umher, lehrte in den Synagogen, verkündete das Evangelium vom Reich und heilte im Volk alle Krankheiten und Leiden."* (Mt 4, 23). Er ging auf die Menschen zu, berührte Kranke und Sünder ohne Angst vor Unreinheit und verstieß damit gegen den gesellschaftlichen Code, das „Man" seiner Zeit. *„Alle Leute suchten ihn zu berühren; denn es ging eine Kraft von ihm aus, die alle heilte."* (Lk 6, 19).

So ergibt es sich wie selbstverständlich, dass Jesu' Lehre sich direkt gegen die wahnhafte Nachahmung, der Folge unserer innersten Krankheit, richtet: „*Leistet dem, der euch etwas Böses antut, keinen Widerstand, sondern wenn dich einer auf die rechte Wange schlägt, dann halte ihm auch die andere hin. Und wenn dich einer vor Gericht bringen will, um dir das Hemd wegzunehmen, dann lass ihm auch den Mantel. Und wenn dich einer zwingen will, eine Meile mit ihm zu gehen, dann geh zwei mit ihm. Wer dich bittet, dem gib, und wer von dir borgen will, den weise nicht ab. Ihr habt gehört, dass gesagt worden ist: Du sollst deinen Nächsten lieben und deinen Feind hassen. Ich aber sage euch: Liebt eure Feinde und betet für die, die euch verfolgen.*" (Mt 5, 39 ff.)

Darin sieht man Heilung: Menschen begehren nicht nur das nicht, was der Andere will, nein, sie gehen sogar auf das ein, was der Andere für sich will und leisten ihm keinen Widerstand. Sie kopieren eben nicht die Gewalt des feindlichen Bruders, sondern geben nach und versuchen ihm als mitfühlende Geschwister zu begegnen. Sie kleben sich nicht hasserfüllt an die Mächtigen, sondern versuchen diese zu lieben und für sie zu beten. Jesus hat dieses geistige Angebot an uns in seinem Leben bis zum Ende durchgelebt. Im Sterben verzieh er noch all seinen Mördern mit den Worten: „*Vater vergib ihnen, denn sie wissen nicht, was sie tun.*" (Lk 23, 34)

Er wollte uns durch sein Leben und seine Lehre den einzigen Weg zeigen, der uns zu einem Leben in Fülle führt. Girard hat den Begriff der *schöpferischen Versöhnung* formuliert (Figuren des Begehrens. S. 314). Diese Formulierung zeigt, wie aus einem kranken Inneren neues Leben entstehen kann – durch Vergebung. Als Auferweckter tritt Er, selbst ganz schöpferische Versöhnung, unter seine Jünger: „‚*Friede sei mit euch! Wie mich der Vater gesandt hat, so sende ich euch.‘ Nachdem er das gesagt hatte, hauchte er sie an und sprach zu ihnen: ‚Empfanget den Heiligen Geist. Wem ihr die Sünden vergebt, dem sind sie vergeben; wem ihr die Vergebung verweigert, dem ist sie verweigert.‘“* (JOH 20, 21–23)

Meines Erachtens gelten diese Möglichkeiten, anderen die Sünden, also Taten, die aus innerster Krankheit stammen, zu vergeben und sich zu versöhnen, allen Menschen, die sich in irgendeiner Weise an Jesus anschließen und mit ihm Gott als ihren Vater erleben. Jetzt könnte so mancher einwenden, er sei kein christlicher Arzt, er fühle sich von der Person Jesu nicht in der Form angesprochen, wie es hier gemeint sei. Darauf kann man antworten, dass Jesus sicher kein sakrales System begründen wollte, sondern eine Gemeinschaft aller, die an ihn glauben. Damit ist eine Offenheit ausgesprochen, die mit dem Andersdenkenden geistigen Austausch hält und niemandem mit Gewalt eine Religion überstülpen möchte. Auch einer, dem Gott fremd oder nicht wirklich verständlich ist, kann sich auf Feindesliebe und Versöhnung einlassen, weil er auf diese einzigartige Weise sein krankes Konzept zu verwandeln vermag.

Wie anhand dieses zweiten Abschnitts leicht zu erkennen ist, bildet seit eh und je die gegenseitige Gewaltbereitschaft das Hauptproblem menschlichen Zusammenlebens. Viele sind nun wohl der Meinung, dass nach Ablösung der Opferkultsysteme durch staatliche Gesetze und eine gute Justiz dieses Problem gelöst war. Doch es kam immer wieder zu bedenklichen Situationen, da äußere Ereignisse eine mimetische Krise, nämlich die alle ansteckende Erregung aller gegen alle, die die Gesellschaft in ihren Grundfesten bedroht, verursachten. Eine der größten mimetischen Krisen trat auf, als der schwarze Tod, die Pest, im 14. Jahrhundert Europa heimsuchte. Diese verheerendste Epidemie des Mittelalters breitete sich ab Oktober 1347 von

Messina in Sizilien, in das sie durch genuesische Handelsschiffe von der Krim aus gelangt war, an den Handelswegen der Kaufleute entlang über ganz Europa aus und kam über Skandinavien und Russland fünf Jahre später wieder auf die Krim zurück. In diesen fünf Jahren waren 23,840.000 Menschen gestorben, das waren 31 % der Bevölkerung Europas. Diese Seuche ließ allein dadurch, dass die Obrigen aus manchen Städten wegen panischer Angst vor der Pest geflohen waren, das staatliche Ordnungssystem vielerorts zusammenbrechen. Dadurch waren der mimetischen Krise Tür und Tor geöffnet.

Girard lässt in seinem Buch „Der Sündenbock" auf Seite 24 den portugiesischen Mönch F. de Santa Maria aus dem Jahre 1697 die mimetische Krise im Zusammenhang mit der Pest so beschreiben: „*Sobald in einem Königreich oder in einer Republik dieses heftige, alles verzehrende Feuer ausbricht, weiß der Magistrat nicht mehr, was er tun soll, die Bevölkerung ist verschreckt und die Regierungen sind aufgelöst. Die Gesetze werden gebrochen, niemand geht mehr zur Arbeit, der Zusammenhalt innerhalb der Familien bricht auseinander und die Straßen sind verlassen. Es herrscht ein furchtbares Durcheinander. Alles bricht zusammen, denn nichts hält der Last einer so furchtbaren Geißel stand.*"

Als Folge der Pest kam es also mangels gesellschaftlicher Struktur und Ordnung zur allgemeinen gewalttätigen Erregung, zur gesellschaftlichen Pest. Jeder war gegen jeden, bis als Ventil die abgesonderte, für ihr reiches Wissen bekannte Gruppe der Juden den Hass aller auf sich zog. Es wurden ihnen unsagbare Verbrechen, in diesem Fall Brunnenvergiftungen als Verursacher der Pest, nachgesagt und sie wurden gelyncht.

Ähnlich liegen die Verhältnisse bei den Hexenjagden. Dabei möchte ich besonders darauf aufmerksam machen, dass es im Krieg (dreißigjähriger Krieg) und am Höhepunkt der kleinen Eiszeit zu einem Anstieg der Hexenverfolgungen kam. (Die „kleine Eiszeit" war eine Periode kühlen Klimas vom 15. bis zum 19. Jahrhundert, die zu einem deutlichen Rückgang der Ernten und damit zu Hungersnöten führte.) Durch den Krieg und die kleine Eiszeit kam es zu Hunger, Seuchen, Verarmung und dadurch zu einer mimetischen Krise, einem misstrauischen Verdächtigen aller durch alle. Nichts war mehr so, wie es vorher war. An dieser Krise musste doch wiederum jemand schuld sein. Hier mussten die Hexen und Hexer, die vormals als weise Magier geholfen hatten, herhalten. Schließlich, als die Not kein Ende nahm, beschuldigte man irgendwelche Frauen der Hexerei. Dabei waren die leitenden Personen mancher Staaten von diesem Hexenwahn derart infiziert, dass es zu solch abstrusen Vorkommnissen unter staatlicher Aufsicht kommen konnte.

Auffallend ist, dass diese beiden angeführten Verfolgungen, die denselben Charakter wie Ritualmorde besitzen, in Europa auftraten, als dieses schon längst christlich war. Dies scheint zu bedeuten, dass die Bergpredigt nicht bis in die Gehirne und die Herzen der Menschen vorgedrungen war. Wenn man überlegt, wie der Verlust des Ersten Weltkriegs und die allgemeine Verelendung die Herrschaft der Nazis mit ihren Gräueln ermöglichte, dann sieht man, dass es wieder Sündenböcke brauchte, um diese neuerliche mimetische Krise zu stillen: Wiederum waren es die Juden. Diese offensichtliche Verfolgung fand in christlichen Staaten statt, ohne dass es große Proteste dagegen gegeben hätte. Obwohl also in den Evangelien genau erklärt wird, wie man mit Gewalt und Krisen umgeht, wurde diese heilsame Lehre selten in der politischen Praxis zur Anwendung gebracht.

Deshalb sollten wir in unseren Tagen hellhörig werden.

Uns droht wiederum eine mimetische Krise! Warum? Weil die Strukturen zusammenbrechen, die Differenzen zwischen den Menschen verblassen, die Ordnungen immer mehr verloren gehen. Die glückliche soziale Anordnung der Familien, die gesunden Lebensrhythmen der Kirche, Ehe und Familie, die sittliche Ordnung für Jugendliche, die Strukturen der dörflichen Gemeinden, um nur einige zu nennen, kommen uns langsam abhanden. Dazu kommen steigende Arbeitslosigkeit, Inflation und Preissteigerung. Daneben bilden sich machtbetonte Kreise, die sich bekriegen und die Welt beherrschen wollen. Ich finde die Situation in unserer Welt daher bedrohlich. Wir Ärzte, die wir uns mit innerster Krankheit und ihren gefährlichen Folgen befassen, müssen unbedingt Alarm schlagen. Genau darin sehe ich, neben der persönlichen Betreuung von Patienten, eine wesentliche Aufgabe der Medizin: Die Gesellschaft auf die innerste Krankheit und ihre Gefahren, die letztlich den Bestand der Gesellschaft bedrohen, aufmerksam zu machen.

3. Abschnitt
Verschiedene Kreise

Zwei Beispiele

Die Gefahr für ärztliche Gemeinschaften, zu Kreisen zu entarten, wurde im ersten Abschnitt eindrücklich dargestellt. Wir Ärzte müssen uns also immer wieder darum bemühen, unsere Gemeinschaften liebevolle Gruppierungen sein oder werden zu lassen. Dies ist nun einmal wichtigstes Ziel unseres beruflichen Zusammenwirkens. Es liegt aber natürlich nicht nur an uns. Wir sind als Teile des Gesundheitssystems in einen Staat eingebettet, den wir brauchen und der wiederum auf uns angewiesen ist. Solange dieser Staat eine gut funktionierende Demokratie ist, können wir uns in unserem Tun beschützt fühlen. Wenn aber im Staat Tendenzen erkennbar werden, die den Ärzten mit Gewalt begegnen, so müssen wir den Verdacht hegen, dass die Demokratie von Kreisen und deren Machtbedürfnissen unterwandert ist. Wäre dies der Fall, so wäre die Demokratie und mit ihr der freie Ärztestand in Gefahr.

Anhand von zwei konkreten Beispielen, die Eingriffe in medizinisches Tun von außen demonstrieren, möchte ich die Frage stellen, wer ein Interesse daran haben könnte, die medizinische Welt zu beherrschen und damit zu beeinträchtigen – und warum. Hier geht es nicht um den Kreis von Medizinern, sondern um Kreise, die auf Medizin Einfluss nehmen. Dabei muss etwas klar unterschieden werden: Sind die Gruppierungen, die auf medizinische Institutionen einwirken, daran interessiert, uns zu helfen oder wollen sie an uns Macht ausüben. Im ersten Fall handelt es sich um liebevolle Gemeinschaften, im anderen um Macht-betonte Kreise. Ich habe daher vor, im Folgenden zuerst die beiden konkreten Probleme darzulegen. Danach werde ich dann einzelne Gemeinschaften, die für diese Vorkommnisse verantwortlich sein könnten, einmal in Kreisform und dann im liebevollen Zusammenspiel versuchen zu beschreiben. Es bleibt nun dem Leser vorbehalten zu entscheiden, ob die konkrete Situation seines Landes eher der einer liebevollen Gemeinschaft oder der eines Kreises entspricht und sich die gestellten Fragen selbst zu beantworten.

Sachverhalt 1: In „Bizeps Info vom 24. Juli 2006“ im Internet schrieb Martin Ladstätter unter der Überschrift: **Richtungsentscheidung des OGH** (= Oberster Gerichtshof Österreichs)**: Behindertes Kind ein Schaden?** *„Eine 31-jährige Salzburgerin, die ein Kind mit Down-Syndrom zur Welt gebracht hat, fordert vom Arzt nun Unterhaltszahlungen.*

In zwei Instanzen blitzte die Frau ab, berichtet die Tageszeitung Kurier. Doch der OGH hob die Urteile auf und schickte den Akt zur Verfahrensergänzung wieder an den Start zurück. Mit dem deutlichen Hinweis: ‚Wenn der Arzt erkennt, dass ärztliche Maßnahmen erforderlich sind, hat er den Patienten auf diese Notwendigkeit und die Risken der Unterlassung hinzuweisen. Dabei hat die Belehrung umso ausführlicher und eindringlicher zu sein, je klarer für den Arzt die schädlichen Folgen des Unterbleibens sind …‘

‚Dazu hat der Oberste Gerichtshof (OGH) ein richtungweisendes Urteil (5 Ob 165/05h) gefällt: Demnach haftet ein Gynäkologe, der eine werdende Mutter nicht ausreichend über erkennbare Anzeichen einer drohenden

Behinderung aufklärt, grundsätzlich für den gesamten Unterhaltsaufwand für das behinderte Kind', fasst der Kurier das Urteil zusammen."

Mir geht es nun darum, ein Kriterium zu finden, das einem dabei hilft, eine Verfügung objektiv als gut oder als schlecht zu erkennen. Worin besteht prinzipiell die Güte oder das Übel einer Entscheidung? Gut ist, da wird mir wohl niemand widersprechen, alles, was menschliches Leben schützt und fördert. Deshalb ist böse bzw. schlecht alles, was menschliches Leben schädigt. Da willkürliche Gewalt menschliches Leben schädigt – sowohl den Täter, als auch das Opfer – ist sie böse. Eine Entscheidung, die willkürliche Machtausübung nach sich zieht, ist daher schlecht. Das heißt, gut ist, was aus der Welt der liebevollen Nachahmung, böse das, was aus der wahnhaften Nachahmung stammt.

Im angeführten Beispiel wird ein Kind mit Down-Syndrom so dargestellt, als bedeute seine Geburt einen Schadensfall, den man durch „Behandlung", sprich: Tötung, beseitigen müsse. Mit anderen Worten: Obwohl Abtreibung in Österreich per Gesetz grundsätzlich verboten ist (§ 96 Strafgesetzbuch), ist der Arzt bei Strafe verpflichtet diese Art von „Behandlung" dringend zu empfehlen, wenn die Geburt eines behinderten Kindes „droht", obwohl der Gesetzestext § 97 (2) des Strafgesetzbuchs so lautet: *„Kein Arzt ist verpflichtet, einen Schwangerschaftsabbruch durchzuführen oder an ihm mitzuwirken, es sei denn, dass der Abbruch ohne Aufschub notwendig ist, um die Schwangere aus einer unmittelbar drohenden, nicht anders abwendbaren Lebensgefahr zu retten."* Ein behindertes Kind stellt keine Lebensgefahr für die Mutter dar, es muss auf alle Fälle ganz anders gesehen werden. Ich möchte dazu den ägyptischen Jesuiten H. Boulad mit seinem Buch „Die Vernunft des Herzens" zu Wort kommen lassen: „*Wenn das Leiden in Form eines behinderten Kindes erscheint, dann ist der Anfang entsetzlich. Die Familie kann und will es nicht begreifen, man kann es nicht annehmen. Die Revolte hält an, bis man erkennt, dass dieses arme Kind gerade das Mittel ist, das die Familie jetzt in außergewöhnlicher und ganz neuer Weise „zusammenbindet" und innerlich wachsen lässt. Das kleine Geschöpf wird in seiner Schwäche zum Treffpunkt und zum Bindeglied von Eltern und Geschwistern. Besonders die Ehepartner treffen sich in diesem Kind oftmals tiefer als zuvor, gemeinsam wachsen sie nun über sich hinaus, verbunden aufs innigste. Ich kenne Fälle, wo ein solches krankes Kind die Umgebung vollständig umgestaltet hat. Die Gegenwart dieses armen hilflosen Wesens hat seine Mitmenschen bis ins Herz verwandelt … Die schöpferische Energie des Leidens …*"

(H. Boulad. Die Vernunft des Herzens. S. 172)

Im angeführten Fall wird mehrfach Gewalt ausgeübt und mit dieser wird menschliches Leben geschädigt: Der Arzt wird bestraft. Gewiss, er hätte nicht selbst abtreiben müssen, aber es wird ihm zugemutet zu einer Handlung zu raten, die einen Kollegen auf alle Fälle dazu gebracht hätte, den Hippokratischen Eid zu brechen. Der Mutter des behinderten Ungeborenen hätte er klar vor Augen stellen müssen, dieses entweder zu töten, weil es krank war, oder sich mit einem behinderten Kind als „Schaden" abzufinden. Ein behindertes Kind wird entmenscht und zu einem Schadensfall degradiert, den es eventuell zu entsorgen gilt. Zum Aussprechen dieser extremen Konsequenzen wird der Arzt verpflichtet, sonst macht er sich strafbar. Gewalt folgt hier auf Gewalt. Man überlege die verheerenden Folgewirkungen dieses Urteils für Ärzte und für behinderte Menschen. Welche Gesetzgebung, welche geistigen Strukturen stecken hinter einem derartigen Urteil? Prinzipiell ist dazu zu vermerken, dass jeder Mensch ein Recht auf das Leben hat, das ihm geschenkt ist. Dies trifft auf Gesunde wie Kranke, Ungeborene wie Alte, kurzum auf alle zu. Auf welcher Geistigkeit baut eine Gesellschaft, die dieses elementare menschliche Grundrecht nicht schützt, denn auf?

Sachverhalt 2: Im Jahr 2008 wurde im Auftrag der österreichischen Regierung eine ASVG-Novelle zur Gesundheitsreform erarbeitet. Meines Wissens ging es der Regierung dabei vor allem um eine Sanierung der Krankenkassen. Die Berater aus Gewerkschaft und Wirtschaft erarbeiteten aber stattdessen ein Reformpapier zur Gesundheitspolitik. In der Zwischenzeit ist die Regierung, die diesen Gesetzesentwurf in Auftrag gegeben hatte, bereits zurückgetreten, das Gesetz wurde in vielen Punkten geändert und dann doch nicht verabschiedet, weil niemand mehr da war, der es hätte verabschieden können. Es sollen hier nur drei Punkte dieses Entwurfs Erwähnung finden: Ärzte hätten nur mehr die Grundsubstanz von Medikamenten verschreiben dürfen, während die endgültige Wahl des Medikaments dem Apotheker vorbehalten geblieben wäre. Jeder Arztbesuch hätte durch eine Art Quittung bestätigt werden sollen. Drittens waren ursprünglich im Zusatz zum § 343 Absatz 2 folgende Texte zu lesen:

2 a) Für Vertragsverhältnisse, die nach dem 31. Juli 2008 geschlossen werden, besteht nach Ablauf von fünf Jahren Rechtsanspruch auf Verlängerung für jeweils weitere fünf Jahre, wenn die Vertragsärztin/der Vertragsarzt bzw. die Vertrags-Gruppenpraxis, die in der Verordnung der Bundesministerin für Gesundheit, Familie und Jugend nach Absatz 2b genannten Voraussetzungen erfüllt.

Im Absatz 2b lautet es dann: ... Die Durchführung der Evaluierung (um nach Ablauf von fünf Jahren einen

Rechtsanspruch auf Verlängerung des Vertrages zu haben. Anm. d. Verf.) *ist vom Krankenversicherungsträger durchzuführen. In der Verordnung ist auf die möglichen Unterschiede im Leistungskatalog der einzelnen Vertragspartner Bedacht zu nehmen und eine Gewichtung der Standards zueinander vorzunehmen. Folgende Kriterien sind jedenfalls einzubeziehen:*

1. *Struktur-, Prozess- und Ergebnisqualitätskriterien;*
2. *Fort- und Weiterbildung;*
3. *effizientes Vorgehen bei ärztlichen und ärztlich veranlassten Leistungen;*
4. *Dokumentationspflichten*
5. *Einhaltung festgelegter Behandlungsleitlinien und -richtlinien.*

Dieser Entwurf richtet sich ausschließlich an die niedergelassenen Ärzte, also jene Gruppe unserer Branche, die am meisten arbeiten muss, die Grundversorgung der Bevölkerung zu bewältigen hat und oft mit seinen Entscheidungen allein steht. Man wollte somit letztlich die anstehende Krankenkassensanierung durch die niedergelassenen Ärzte finanzieren lassen. Der zweite wichtige Zweig der Medizin, nämlich die Spitalsmedizin, wurde bei diesen Überlegungen willkürlich ausgeklammert.

Die Ideen mit der Medikamentenverordnung und jener mit der Quittung sind einfach albern und schaden dem Vertrauensverhältnis zwischen Arzt und Patient. Dies ist sowohl dann gegeben, wenn der Patient das Gefühl hat, der Apotheker sei die übergeordnete Instanz für den Arzt, als auch, wenn dem Patienten für jeden Arztbesuch eine Quittung ausgestellt werden muss. Als würde man den Ärzten oder den Patienten misstrauen. Der hier wiedergegebene Ausschnitt aus dem gesamten ursprünglich geplanten Gesetzestext gibt aber eine bestimmte Geisteshaltung wieder: Die Medizin soll wohl, so sieht es zumindest aus, in ihrer Freiheit und damit an der Basis für eine gerechte Arzt-Patienten-Beziehung, beeinträchtigt werden. Man bedenke etwa die geplante „Evaluierung" niedergelassener Ärzte. Es handelt sich hierbei nicht etwa um eine Prüfung durch Kollegen – wie z.B. durch die Ärztekammer – was man ja noch verstehen könnte und was sicher sinnvoll wäre, sondern eine Prüfung durch die Krankenkassen. Diese sind aber Vertragspartner und nicht Vorgesetzte der Ärzte, und hinter diesen Versicherungen steht der Staat. Somit würden die Ärzte letztendlich vom Staat in die Pflicht genommen. Ärzte wären kontrolliert und zu einer bestimmten Art von medizinischer Tätigkeit gezwungen, um ihre Stelle nicht zu verlieren. Außerdem wird hier per Gesetz eine reine Reparaturmedizin empfohlen und die ist, wie in diesem Buch gezeigt wird, isoliert betrieben mehr als bedenklich. Abgesehen davon könnten jene Ärzte, die sich als Kassenärzte in der Praxis niederließen, nie entsprechend investieren, da sie nur für fünf Jahre eine sichere Stelle hätten, ihre Geräte auch abbezahlen zu können. Dies macht eine gute Praxiseinrichtung jedoch unmöglich, weil die Zeit der Finanzierung dafür zu kurz ist, und lässt die Kolleginnen und Kollegen ständig zittern, wie es weiter gehen soll. Dies ist unzumutbar.

„Die Partei befahl einem, das Zeugnis der eigenen Augen und Ohren zu verwerfen. Das war ihr letztes, wesentlichstes Gebot. Er verzagte bei dem Gedanken an die gegen ihn ins Feld geführte gewaltige Macht." (George Orwell. 1984.)

Ärzte würden durch solche Gesetze in gewissem Maß zu Handlangern des Staats, besser gesagt, bestimmter Interessensgruppen. Sie würden in ihrer Freiheit und damit in ihrer Würde eingeschränkt. Ihre tatsächliche ärztliche Kunst, die als Boden Freiheit braucht, ließe sich auf diese Weise wohl kaum ausreichend verwirklichen. Hier geht es um eine einseitige Betonung der „Evidenzbasierten Medizin", über die in diesem Buch noch an anderer Stelle zu lesen sein wird und um eine streng zu dokumentierende Absicherungsmedizin. Diese ist aber eines der schädlichsten Dinge, die dem Gesundheitssystem passieren kann. Erstens misstraut sie von vornherein dem Patienten, weil sie sich ja absichern muss und zweitens ist sie wesentlich teurer, da eine Fülle von unnötigen Untersuchungen durchgeführt wird, die bei einem Vertrauensverhältnis zwischen Arzt und Patient nicht notwendig wären. Das Hauptübel dieses Systems ist aber, dass unter solchen Bedingungen Ärzte und Patienten nie in jener auf Freiheit aufgebauten Vertrauensbeziehung handeln können, die für jede Heilung Voraussetzung ist.

Über defensive Medizin, sprich Absicherungsmedizin, schreibt Bernard Lown: *„Defensive Medizin hat folgende Konsequenzen: Zum einen setzt sie im großen Umfang Prozeduren ein, die mit möglichen Komplikationen belastet sind, zum anderen sieht sie jeden Patienten als potentiellen Gegner an. Defensive Medizin beeinträchtigt die Berufssausübung und beraubt die ärztliche Tätigkeit jeder Menschlichkeit. Der Patient hat es nicht mit einem freundlichen und Anteil nehmenden Arzt zu tun, sondern stößt auf Desinteresse und Feindseligkeit. Diese Atmosphäre untergräbt die Kommunikation und wenn der Patient immer verdrossener und sichtlich unzufriedener wird, wächst beim Arzt der Verdacht, dass sein Klient möglicherweise prozesswütig sei."* (B. Lown. Die verlorene Kunst des Heilens. S. 188)

Beide oben angeführten Beispiele demonstrieren eine Gesetzgebung oder mögliche Gesetzesauslegung, die zu

Schädigungen führt, die also gewaltsame Züge in sich bergen. Im einen Fall sind es einzelne Menschen, die betroffen sind, beim erwähnten Gesetzesentwurf geht es um die so wichtige Arzt-Patient-Beziehung und die Art, wie Medizin überhaupt betrieben werden soll. Die beiden beschriebenen Ungereimtheiten kann man aber nicht einfach stillschweigend übergehen. Als „normaler" Bürger hat man sich wohl die Frage zu stellen: Wer oder was steht denn hier dahinter? Wie bereits ausführlich dargelegt, ist die Wurzel von willkürlicher Gewalt in der innersten Krankheit des Menschen zu suchen. Es wäre daher meines Erachtens sehr wichtig, sich sowohl über Politiker, die ja nun einmal die staatstragende und gesetzgebende Kraft besitzen, einige Gedanken aus der Perspektive dieser innersten Krankheit zu machen, als auch über jene Mächte und Gewalten, die hinter den Politikern das Sagen haben. Was die Politiker anlangt, möchte ich den Lesern zwei extreme Formen von Partei vorstellen und es Ihnen überlassen zu entscheiden, inwieweit die Demokratie Ihres Staates und deren Parteien eher vom Kreisdenken oder von liebevoller Nachahmung geprägt sind. Die Beantwortung dieser Frage gibt aber nicht nur klar darüber Auskunft, in welcher Form von Demokratie man lebt, sondern auch, welche Art von Medizin im entsprechenden Staat betrieben werden kann.

Die Partei als liebevolle Gemeinschaft

Die Partei als liebevolle Gemeinschaft würde – wie im Fall der oben angeführten guten medizinischen Gruppierung – ebenfalls wie ein gutes Spiel mit festen Regeln funktionieren. Dieses ausgewogene Miteinander gereifter Menschen ist allerdings das absolute Gegenteil von infantiler, ewiger Kindheit, die sich von Spielerei zu Getändel drängt. Das Spiel der Gewachsenen, Kompetenten ist ein Wechselspiel von Menschen, die einander ausgewogen wohlwollend und hilfreich mehr zur Seite als gegenüberstehen. Es handelt sich meines Erachtens um **die** Gesellschaftsform in sich selbst gewachsener oder wachsender Menschen mit einem klaren Ich, mit deutlichen Standpunkten, in sich abgegrenzt und doch offen, mit ausgeprägtem Mitgefühl. Sie sind die notwendige Grundlage für eine gut funktionierende Demokratie.

Gewiss, eine politische Partei muss die Interessen ihrer Wähler vertreten, die von ihrem Parteiprogramm angezogen werden. Aber kann sie dabei stehen bleiben? Natürlich nicht. Hier findet sie ihren Blickwinkel, aber ihre Handlungen werden nicht nur durch diese Sichtweise allein bestimmt, sondern von den Erfordernissen der Zeit, neuen Horizonten, welche die Bedeutung von Zusammenhängen abwandeln. Daher wird sich wohl jede seriöse Partei immer wieder ernstlich fragen müssen, was ihre neuen Ziele und neuen Impulse für den Staat in jeder neuen Situation sein sollen. Eines steht nämlich fest: Das Wohlergehen des Staates steht für diese Partei im Mittelpunkt. Das Eigeninteresse nimmt der gute Politiker möglichst weit zurück. Es ist ein äußerst anregender Beruf, der aber dreier wesentlicher Eigenschaften bedarf: ausgeprägtes Verantwortungsgefühl, Fähigkeit zu führen und Kompetenz für jene Fachgebiete, die man zu verwalten hat. Dabei wird es darauf ankommen, dass man sowohl als Einzelner wie auch als Gruppierung, also als Partei, sich ständig vor **der** Versuchung schützt – und das ist und bleibt die Macht. Die Machtgier ist quasi der Borkenkäfer im Wald der Politik. Wird ein Baum befallen, so greift das Übel nur zu schnell um sich und zerstört den Wald. Dessen muss sich jeder ernst zu nehmende Politiker täglich bewusst sein.

Meines Erachtens ist die Hauptaufgabe jeder Partei, dass sich ihre Mitglieder täglich gegenseitig auf diese drohende Seuche aufmerksam machen und gemeinsam versuchen, sich davor zu schützen.

Mir scheint dieses Vorgehen in schlechten Zeiten, wie heute, sehr leicht zu sein. Lassen sich doch in diesen Tagen mit steigender Teuerung und Arbeitslosigkeit in der Politik wohl kaum Lorbeeren ernten. Wer sich auf dieses schwierige Geschäft einlässt, ist in meinen Augen bewundernswert. So helfen die Umstände den Politikern, schwierige Fragen gemeinsam anzugehen. Jeder wird natürlich das Eigene seiner Partei betonen, aber genauso das Originelle und Gute der anderen Parteien gerne übernehmen. Immer nur Aufbau im Kopf, auf ein Miteinander bedacht, ein Auge auf die sozial Schwächeren – vor all diesen wirklichen Sachproblemen müssen die Parteiinteressen zurückgenommen werden. Wenn sich einzelne oder ganze Parteien immer mehr um diese Einstellung bemühen, so gewinnen sie ganz gewiss das Vertrauen der Bevölkerung. Sie werden auch jene anziehen, die nach Abschluss ihres Berufslebens ihr Können und ihre Erfahrung dem Staat anbieten wollen. So werden die Parteien ständig von originellen Quereinsteigern belebt. Dies schafft Entwicklung und bringt Ideen. Die politische Arbeit in einem derartigen Staatsgefüge ließe echte Staatsmänner und Staatsfrauen heranwachsen, wäre anziehend, lehrreich und ein Vorbild für das übrige Zusammenleben in diesem Staat, das so zur Demokratie wird. Denn Parteien sind staatstragende verantwortliche Gemeinschaften.

Auf diesem politischen Boden müsste man vor allem darauf bedacht sein, dass die einzelnen Menschen in diesem Staat so gut wie möglich leben können. Es sollte sich jeder Mensch in seinem Leben und jede berufliche Gruppierung in ihrer Arbeit durch diesen Staat geschützt fühlen. Es ginge aber genauso darum, die nützlichen Einrichtungen des Staates durch Gesetze so zu behüten, dass es möglichst nicht zur Bildung machtgieriger Kreise kommt, oder, dass solche, wenn vorhanden, auf die Institutionen des Staates keinen Zugriff erhalten. Die gute Gesetzgebung wird außerdem beim Erstellen des Gesetzestextes die von den entsprechenden Gesetzen betroffenen Gruppierungen beratend mit einbeziehen: so für Gesetze über Gemüsehaltung die Landwirte, bei Gesetzen über Fleischverarbeitung die Metzger, bei Pflegegesetzen das Pflegepersonal, und bei Gesetzen, die die Gesundheit betreffen, die Ärzte. Diese Gesetze sollten in einer Demokratie aber elastisch gehandhabt werden: Es wird vom Gesetzgeber auf das Echo der Zielgruppe gehört, ob nicht Haken und Ösen oder Ungereimtheiten bei der Anwendung neuer Gesetze in der Praxis auftreten. Dann können die Gesetzgeber die neuen Gesetze den praktischen Erfordernissen anpassen. Alle diese Schritte lassen sich aber nur dann umsetzen, wenn die Politiker aus einer liebevoll geführten Parteilandschaft stammen und die Regierungsarbeit in Form eines wohlwollenden Wechselspiels aller Kräfte stattfindet.

Als warnendes Beispiel, wie es eben nicht sein soll, will ich jetzt dieser guten Möglichkeit die Partei als Kreis fiktiv gegenüberstellen.

Eine Partei als Kreis

Wie sähe es aus, wenn in den Parteien und durch sie in der staatlichen Politik das Kreisdenken die Oberhand gewinnen würde? Man kann sich die innerste Krankheit wie eine Seuche vorstellen. In einer gut arbeitenden, staatstragenden Partei nisten sich plötzlich einige ein, die unbedingt Karriere machen wollen. Auf dem normalen Weg der beruflichen Arbeit haben sie es nicht geschafft, also muss die Politik herhalten. Wie bereits ausführlich dargestellt, sind Menschen, die sich ihr Sein von außen, von den mächtigen Anderen holen, zuinnerst krank. Sie leben, wie wir bereits wissen, in einem schwer zu durchdringenden Wahn. Sie werden in der Partei sofort mit diesen oder jenen rivalisieren, sich durchsetzen und sich in den Mittelpunkt spielen. Nach oben hin wirken sie angepasst und schmeicheln der Eitelkeit. Im Nu haben sich um sie Anhänger und Gegner gebildet und ehe man sich umsieht, ist die Partei innerlich gespalten und neue junge Ehrgeizlinge rücken nach. Die Alteingesessenen fühlen sich immer unbehaglicher und auf einmal wird in der zuvor noch so friedlichen Gruppierung auf jene gezeigt, die nicht mehr so ganz dazu passen. Anfangs gelingt es der Führung noch, die Stimmung zu beruhigen, aber das gegenseitige Vertrauen geht langsam verloren. So beginnt die innerste Krankheit den oder jenen Einzelnen und schließlich immer mehr von der Gruppe zu infizieren. Keiner weiß mehr, was der andere denkt, über Nacht ist die Partei zu einem Kreis geworden.

Auf einmal treten Verdächtigungen und Eifersüchteleien auf – und wie sich da manche profilieren! Immer mehr drängen nach oben und die guten Führungskräfte verabschieden sich. Die Macht hat nun das Sagen. Jeder will in der Partei und letztlich im Staat nach oben. Wer in diesen Kreis hinein will, muss von unten mit der so genannten „Parteiarbeit“ – was auch immer das sein mag – anfangen und sich von Funktionärssesselchen zu Sessel als braver Parteisoldat hinauf dienen. Intelligente Quereinsteiger haben keinen Zutritt. Innerhalb einer solchen Kreis-Partei gelten die üblichen Kreisregeln. Man hält sich eisern an das Man aus der panischen Angst heraus, sonst aus der Geborgenheit des Kreises zu fallen. Solche Kreise konsolidieren sich durch das Ausstoßen von Sündenböcken. Mit anderen Kreisen verhalten sie sich wie feindliche Brüder. Auch die anders denkenden politischen Parteien werden immer mehr zu Feinden, gegen die man sich zusammenschließen müsse. Die Parteiideologie wird immer mehr betont und damit jeder gute Kontakt zu anderen Gruppen unmöglich gemacht. Alles, was die Andersdenkenden vorschlagen, wird abgelehnt und zwar nicht, weil es sachlich schlecht wäre, sondern weil es von den Anderen kommt. Wenn so eine Partei ans Ruder kommt, werden alle staatlichen Ämter, inklusive der Chefarztpositionen, nur mit Parteigenossen besetzt. Fragen der persönlichen Eignung werden nicht einmal überlegt – kurzum: Es geht eben so zu wie in allen Kreisen.

Gelangt tatsächlich eine Kreis-Partei an die Macht, so wird sie sich darum bemühen, den ganzen Staat in einen großen Kreis, nämlich in ihren Kreis zu verformen. Die Macht lässt unersättlich werden. Diese Entwicklung spielt sich in einem sich stets neu entwickelnden Man, einer ständig wechselnden öffentlichen Meinung ab. Das geschieht in etwa so: Die Partei beeinflusst die allgemeine Meinung über die Medien und fasst die verschiedenen Echos wieder zusammen. Anschließend baut sie alles, was gespiegelt wurde, wiederum in ihr eigenes ideologisches System ein. Dann gibt sie das neue Meinungskonglomerat wieder über die Medien an die Menge zurück. Das Volk erkennt seine Wünsche und fühlt sich daher immer mehr verstanden, äußert aber wieder neue Begierden. So kneten und strecken Wähler und Politiker gemeinsam den Teig ‚öffentliche Meinung'. Dabei übersehen die Beteiligten, dass sich die infantilen Tendenzen immer mehr durchsetzen. Alle sinnvollen Verbote und gewachsenen Strukturen werden durch einfältige kindische Wünsche ausgehöhlt. Da ist die Rede vom Recht auf Gesundheit, auf grenzenloses Vergnügen und auf den eigenen Körper. Es fallen immer mehr

Gebote der kirchlichen Institution, der Moral und des allgemeinen Anstands als „uncool“ weg. Strukturen gehen verloren, jedem wird ständig mehr zugesagt und versprochen. Diese Wünsche, die die Ordnung ständig mehr aufweichen, werden flugs zur Ansicht der Politiker verwandelt und als Parteimeinung der Öffentlichkeit präsentiert. Damit gewinnt man die meisten Wähler und so werden machthungrige Politiker auf der einen Seite anscheinend zum „Sprachrohr des Volkes“, können dabei aber andererseits unbemerkt viele eigene ideologische Interessen in dieses Man einfließen lassen. Die Menge fühlt sich noch mehr verstanden und bringt wieder neue kindische Wünsche unter. Es wächst das so genannte öffentliche Man zu einem immer größeren Man heran, das von allen angebetet wird. Es erlaubt immer mehr von dem, was früher verboten war, spielt sich als Elternhaus auf, in dem die Kinder alles dürfen und dem sie sich immer weniger widersetzen können. Sowohl Politiker wie auch die Bevölkerung übersehen dabei, dass sie über Nacht zu Sklaven und Marionetten dieser zum Ungeheuer aufgeblähten öffentlichen Meinung geworden sind. Denn, was das Man nie duldet und je größer es ist, desto intoleranter ist es: eine eigene Meinung, einen freien Umgang untereinander und ein liebevolles Miteinander. Es hat den Menschen dabei nachgegeben, in kindischem Übermut ihre schützende Ordnung, die sie scheinbar so beengte, zu zerstören. Damit haben sich die Menschen ihm jedoch ausgeliefert. Sie müssen alle tun, was dieses mächtige Tier, die öffentliche Meinung, das Man befiehlt. *„Und sie beteten das Tier an und sagten: Wer ist dem Tier gleich und wer kann den Kampf mit ihm aufnehmen?“* (Offb 13, 4)

Genau das ist die logische Folge, wenn Parteien zu Kreisen machthungriger Politiker werden: Sie verwandeln über das so gewachsene mächtige Tier die Demokratie in eine Diktatur der öffentlichen Meinung, in der sie letztlich auch untergehen werden. Denn die Macht, die man stets wollte, beherrscht einen nun selbst. Das, was man in seinem Wahn anbetete, wird einen verschlingen.

Es ist nun an den Lesern, sich zu überlegen, in welcher Art von Staat sie leben. Sehen Sie sich Ihre Parteien und Ihren Staat selbst an. Wieder kann man eine Linie zwischen den beiden Extremen ziehen und sich überlegen, in welchem Bereich der Linie man sich nach eigenem Gutdünken befindet. Es wäre sicher auch sinnvoll, sich darüber Gedanken zu machen, was für jeden Einzelnen zu tun wäre, dass unsere Demokratien nicht zu solchen Diktaturen der öffentlichen Meinung entarteten.

Wirtschaftliche Kreise

Der St. Gallener Wirtschaftsprofessor Binswanger berichtet in seinem Buch „Die Glaubensgemeinschaft der Ökonomen" folgende Geschichte: Der hellenistische Dichter Kallimachos (gestorben 245 v. Chr.) berichtet die Sage vom Königssohn Erysichthon: *„Die Pelasger bewohnten einst das heilige Land von Dotion. Dort hatten sie für Demeter einen schönen Hain geweiht, dicht standen die Bäume, kaum hätte ein Pfeil hindurchfliegen können. Fichten standen darin und große Ulmen, Birnbäume und süße Apfelbäume. Wie Bernstein floss das Wasser durch die Gräben des Hains. Heiß liebte Demeter diesen Ort, fast ebenso sehr wie Eleusis. Aber das Wohlwollen der Göttin zu Triopas, dem Herrscher des Landes, verkehrte sich in Zorn, als böser Rat seinen Sohn Erysichthon ergriff: Dieser eilte nämlich mit zwanzig Knechten, alle in der Stärke der Jugend, alle wie Riesen, stark genug eine ganze Stadt zu vernichten, alle trugen Äxte und Beile –*

zum Hain der Demeter eilten sie schamlos, dorthin wo eine Pappel stand, stolz in den Himmel ragend ... Dieser Baum als erster getroffen, gab einen klagenden Ton.“

Nun erscheint Demeter in der Gestalt einer Priesterin und bittet den Täter einzuhalten und den Hain zu schonen.

„Er aber, sie schrecklicher anblickend als die Löwin in den Bergen den Jäger anblickt, sprach: „Heb dich weg, damit ich nicht meine schwere Axt in deinen Leib schlage! Diese Bäume werden die Balken der Decke meines Saales sein, in dem ich herrliche Mahlzeiten in Fülle mit meinen Freunden feiern werde.“

Nun wird Demeter wieder zur Göttin: *„Zu dem gottlosen Herrn aber wandte sie sich jetzt: „Gut, gut, baue dein Haus, du Hund, in dem du deine Feste feiern wirst – unablässig wirst du deine Feste feiern.“ Und mit diesen Worten schuf sie dem Erysichthon Arges. Sogleich legte sie Hunger in ihn, heftigen und wilden, glühenden; von schrecklicher Krankheit wurde er gequält; der Arme, was er verschlungen hatte, nach dem ergriff ihn sogleich wieder die Begierde.“* Als der Königssohn alles, was er im Palast bekam, aufgefressen hatte, setzte er sich auf die Straße. *„Da saß er, der Königssohn, an den Straßenkreuzungen und bettelte um Bissen und Abfälle.“* (H. C. BINSWANGER. Die Glaubensgemeinschaft der Ökonomen. S. 28 ff.)

Und der Schweizer Gelehrte folgert: *„Ist dies nicht ein sehr genaues Bild der Dynamik unserer Wirtschaft? Ist sie nicht auch geprägt durch Unersättlichkeit im Sinne des exponentiellen Wachstums, das das Grundprinzip unserer Wirtschaft ist? ... Die Unersättlichkeit muss in einer begrenzten Welt dazu führen, dass wir schließlich unsere eigenen Wirtschafts- und Lebensgrundlagen zerstören. Das ist die Schlussfolgerung der Erysichthon-Erzählungen.“*

Als logische Konsequenz für unser Überleben schlägt

Binswanger vor: „*Wir sollten im Auge behalten, dass die oberste Richtlinie der Ökonomie das ökonomische Prinzip ist, nämlich der haushälterische Umgang mit knappen Gütern. Es geht um die Notwendigkeit, die Nutzung aller knappen Güter – auch der Naturgüter – so zu gestalten, dass zwar der größtmögliche Nutzen daraus gewonnen werden kann, dass aber die Grenzen der Nutzung nicht überschritten werden. Die Ökonomie muss dabei auch der erst in Zukunft fühlbaren Knappheit der Natur Rechnung tragen. Es geht also nicht um eine Maximierung, sondern um eine Optimierung der Nutzung unter Einbezug der Zukunft.*" (H. C. Binswanger. Die Glaubensgemeinschaft der Ökonomen. S. 24/25)

Inzwischen sind allerdings neue Probleme hinzugekommen. Es geht nicht mehr nur um den klassischen Kapitalismus und dessen schonenden Umgang mit der Umwelt allein. Es geht um viel mehr. Was unsere Wirtschaft und damit unsere Gesellschaft heute vor allem bedroht, ist der neue Konsumkapitalismus, die neoliberale Marktwirtschaft, die in den letzten Jahrzehnten die Macht an sich gerissen hat. Sie bedroht nicht bloß die Umwelt, das natürlich auch, sondern die Menschen direkt. Sie bringt die Gefahr mit sich, dass Kinder zu Konsumenten missbraucht werden und ihnen die echte Kindheit weggenommen wird und dass Erwachsene in der Mitte ihres Lebens aus Gewinngründen in die krankmachende Arbeitslosigkeit gestoßen werden. Außerdem werden viele Erwachsene durch kindische Kaufforderungen zu Dauerkindern degradiert. Aus all diesen Gründen müssen wir Ärzte hier kritisch eingreifen.

Die neoliberale Marktwirtschaft verdrängte den alten Kapitalismus, der noch gewisse ethische Maximen besaß und vom Staat in sozialer Hinsicht korrigiert werden konnte. Die neue Form der Wirtschaft entflieht dem Einfluss von demokratischen Staaten durch Privatisierungen und Eintauchen in den globalen Markt. Dies zeigt Benjamin Barber in seinem Buch „Consumed!“ genau auf und zitiert dabei den Journalisten Friedmann: Dieses Ethos *„stellt Konsum über harte Arbeit, Investition und langfristiges Denken.“* (T. L. FRIEDMANN. Die Welt ist flach. In: B. Barber. Consumed. S. 46)

In dieser Form von Ethos werden Eigenschaften, die durch wahnhafte Nachahmung genährt sind, nämlich Infantilität und Habgier zu Stützpfeilern einer Wirtschaft, die in Hyperkonsumismus besteht.

Barber: *„In diesen schäbigen Zeiten des triumphierenden Kapitalismus, da wir in einen Narzissmus der Verbraucher hineinschlittern, drohen die sieben Alter des Menschen hinweggespült zu werden von einer lebenslänglichen Kindheit. Journalisten der Popkultur beschreiben eine neue Spezies von Dauerjugendlichen mit den unterschiedlichsten Begriffen: kidults, rejuveniles, twixters und adultescents, dieses Phänomen gibt es überall: die Deutschen sprechen von ‚Nesthockern', die Italiener von ‚Mammone' usf. Was sie mit ihren Pop-Neologismen umschreiben, ist die Folge eines machtvollen neuen kulturellen Ethos, das mehr empfunden denn erkannt wird. Es ist ein Ethos der künstlich herbeigeführten Kindlichkeit, eine Infantilisierung, die eng mit den Anforderungen des Konsumkapitalismus in einer globalen Marktwirtschaft zusammenhängt.“* (B. BARBER. Consumed. S. 10)

Es ist nun so, dass unsere Kinder, wie Barber es ausführlich darstellt, schon zu Kunden des internationalen Markts gemacht werden. Bereits im Kleinkindalter werden sie vom Fernsehen betreut. Hier wird ihnen gezeigt, was sie sich alles wünschen müssen und die Eltern setzen ihnen keine Grenzen, sondern leisten all ihren Begierden Vorschub. Etwas älter geworden, werden diese Kinder über das Internet wie erwachsene Verbraucher angesprochen. So werden sie zu Wesen, die keine Grenzen kennen, die unersättlich alles um sich anhäufen und trotzdem verdrossen, entsprechend der wahnhaften Nachahmung, immer mehr wollen. Das Absurde ist, sie fühlen sich dazu verpflichtet, denn genau das redet ihnen die Werbung ein. Sie geben sich später, aber noch immer sehr jung, der illusionären Gewalt ebenso hin wie einem unausgegorenen und leeren Sexual- und Genussmittelverhalten. Scheinbar über Nacht erwachsen gemacht, wird ihnen so jedes Wachsen und Reifen versagt. So werden sie nur zu schnell Opfer der innersten Erkrankung und führen das für diese Störung typische Leben ständig älter werdender „Kindlinge".

Es bleibt, so Barber, allerdings das asketische Ethos des ursprünglichen Kapitalismus in der Pflicht zum Kaufen und Verbrauchen erhalten und bezieht so die Freizeit mit ein. Dem Menschen bleibt keine Zeit mehr für sich selbst. Da diese Art von Wirtschaft wesentlich mehr Güter produziert als gebraucht werden, muss sie neue Bedürfnisse schaffen. Neue Bedürfnisse kommen aber nur dann auf, wenn die Sichtweise der Menschen verändert wird. Der Konsumkapitalismus ist von einer neuen, heidnischen Religion beflügelt: Der Verpflichtung zu konsumieren, um damit den Götzen „neoliberale Marktwirtschaft" am Leben zu erhalten. Durch das Drohwort „Arbeitslosigkeit", wenn die Wirtschaft nicht wächst, fühlt sich der Kaufmüdeste noch von seinem „Herrn" in die Pflicht genommen, um einen Kredit aufzunehmen, um etwas zu erwerben, was er eigentlich nicht braucht. Barber: *„Die kanadische ‚Vancouver Sun', das meistgelesene Blatt am Ort, brachte einen Meinungsartikel über die Ethik des Kaufens unter der Überschrift ‚Kauft bis zum Umfallen: Es ist eine moralische Pflicht.'"* (B. Barber. Consumed. S. 50)

In diesem neuen Evangelium wird die Gier zur Tugend.

Barber: „Der Egoismus versteckt sich nicht länger hinter der Religion – er ist zur Religion geworden. Habgier ist nicht nur gut für mich. Das neue Ethos will glauben machen, es sei das Gute selbst.“ (B. Barber. Consumed. S. 53). Das ist eine religiöse Glorifizierung der innersten Krankheit, die Menschen dazu anregt, sich ausschließlich an Anderen zu orientieren, sich ständig von außen aufzufüllen. „Das Ethos, das den postmodernen Konsumkapitalismus beseelt, ist eines des freudlosen Zwangs. Der moderne Verbraucher ist kein Genussmensch, der seinem freien Willen folgt, sondern ein zwanghafter Käufer, zum Konsum getrieben, weil die Zukunft des Kapitalismus davon abhängt.“ (B. Barber. Consumed. S. 57)

Und wie sieht bei genauer Beobachtung unsere Umgebung aus? Schon lange fiel mir in meiner ärztlichen Praxis an den Patienten die tödliche Macht des Neoliberalismus auf. Woher kam denn die Zunahme an hohem Blutdruck und Herzerkrankungen? Woher denn, wenn nicht aus der Tatsache, dass ständig mehr gesunde Menschen im Alter von fünfzig in die Frühpension gezwungen wurden bzw. sich vor einer drohenden Entlassung fürchten müssten. Viele gut funktionierende staatliche Betriebe wurden privatisiert und rationalisiert. Rationalisierung geht mit Entlassungen einher. Bevor allerdings diese Unglücklichen eliminiert werden, nützt das System ihre Arbeitskraft noch bis zum Letzten aus. Krankenstände gibt es ebenso wenig wie bezahlte Überstunden. An die Familie denken? Da rüttelt man schon an seiner Verabschiedung. Die vielen Entlassungen und Frühpensionierungen bescheren uns ein Heer von Verzweifelten, die keine Perspektive mehr haben und meistens auch körperlich erkranken.

Jene, die hingegen gut bezahlte Stellen innehaben, fühlen sich verpflichtet Tag und Nacht zu arbeiten. Man gaukelt ihnen vor, sie würden nun so viel verdienen, dass sie sich später einmal ein schönes Leben leisten könnten. Während echte Freizeit ohne Zwang, geistiges Innenleben und Familien viel zu kurz kommen, betreiben solche Roboter Raubbau am eigenen Wesen. Sie haben es übersehen, dass sich längst schon die wahnhafte Nachahmung ihrer angenommen hat und sie ins viel-Verdienen hetzt, weil die Anderen dies auch tun. Meist stranden sie dann noch vor der Zeit, in der sie ihren Gewinn genießen könnten, in einem Erschöpfungszustand oder das Geld ist entwertet oder sie sind innerlich durch die ständige Mussarbeit so abgebaut, dass sie auf nichts mehr Lust haben. In vielen Fällen werden sie einfach krank.

Diese Art von Wirtschaft hat nur zwei Dinge im Kopf: Immer mehr Gewinn auf Kosten von Arbeitsplätzen und steigenden Konsum von Waren, die niemand wirklich braucht und deren absolute, aber verlogene Notwendigkeit den Kunden erst eingeredet werden muss. Der Mensch bleibt dabei so oder so unweigerlich auf der Strecke. Durch diese Art verfehlter Wirtschaft häufen sich in der westlichen Gesellschaft Depressionen und Erschöpfungssyndrome sowie eine Fülle körperlicher Krankheiten. Dadurch, dass jedoch die neoliberale Marktwirtschaft die Demokratien durch Privatisierung und Globalwirtschaft aushöhlt, steigt die Gefahr, dass die Staaten nicht mehr in der Lage sind, der Arbeitslosigkeit und der Preisentwicklung wirksam Herr zu werden. Arbeitslosigkeit und Verteuerung müssen jedoch auf dem Hintergrund des Verlusts so vieler gesellschaftlicher Strukturen, die früher die Gesellschaft stabilisierten, unweigerlich zum Ausbruch von Gewalt führen. Diese gipfelt jedoch in einer mimetischen Krise, in einem „jeder gegen jeden". Dadurch kommt es zu Opfern und gewalttätigen Kreisen, sprich: Diktaturen.

Somit sind Ärzte aus vielen Gründen aufgerufen, sich zu Wort zu melden. Vorerst ist die neoliberale Marktwirtschaft auf ihren zuinnerst kranken Kern und ihre krankmachenden Tendenzen aufmerksam zu machen. Derartige Wirtschafter werden aber möglicherweise nicht entsprechend und schnell genug auf diese Kritik eingehen. Es dürfte sich somit als ökonomischer erweisen, jene Wirtschaftszweige zu fördern, denen es um menschenwürdige Betriebe geht, die in liebevoller Zusammenarbeit den Einzelnen Arbeitsplätze schaffen und sie ihnen bis ins Alter bewahren. Es käme wiederum zu mehr Wertschätzung von Erfahrung und Wissen bei den betagteren Mitarbeitern, die jedem Betrieb helfen könnten. Es müssten das Handwerk, die Landwirtschaft und der Kleinhandel vom Staat generell gefördert werden. Wie wichtig wäre es, die alten handwerklichen Berufe wieder zu beleben, bevor man niemanden mehr findet, der diese Fertigkeiten beherrscht und weitergeben kann. Gerade das Handwerk ist dazu angetan, dem Menschen sein Selbst, seine Fertigkeit im Schaffen und damit sein Leben zu vermitteln. Wie wichtig wäre es dabei, dass Handwerker und Akademiker, Arbeiter und Bauern auf derselben Augenhöhe wirken! Ein Oben des Akademikers gegenüber anderen Berufen entspringt dem Denken in innerster Krankheit. Wenn man dieser Meinung ist, weiß man, wo man sich geistig einordnen kann.

Während die neoliberale Marktwirtschaft die medizinischen Betriebe beherrschen und die Ärzte und Patienten zu Konsumenten immer tollerer Geräte und immer teuerer Medikamente machen will, würde gerade die Medizin eine völlig andere Art von Wirtschaft benötigen. Jene, die wirtschaftlich mit Ärzten und ihren verschiedenen Betrieben, seien es Praxen oder Spitäler, zu tun haben, sollten prinzipiell das medizinische Milieu und die Aufgaben dieser Institutionen aus eigener Erfahrung kennenlernen. Politiker, Juristen und Wirtschafter, die nicht mindestens ein Jahr als Pflegehelfer oder in einem anderen medizinischen

Betrieb gearbeitet haben, dürften wohl kaum in der Lage sein, das medizinische Tun zu beurteilen. Was die Wirtschafter anlangt, so wäre es meines Erachtens am sinnvollsten, wenn sich interessierte Ärzte nach Vollendung der ärztlichen Ausbildung zum Allgemeinarzt an eine wirtschaftliche Fortbildung machen würden. Sie könnten dann als einigermaßen kompetente Wirtschaftsdirektoren mit den Ärzten gemeinsam gute wirtschaftliche Konzepte für ihre Krankenhäuser ausarbeiten. Es ist allen klar, dass die Medizin derzeit zu teuer ist, aber mit Gewaltlösungen, die statt zu helfen, nur dazu taugen, Ärzte in ihrem freien Umgang mit den Kranken zu behindern, kann man natürlich nur Unheil anrichten. Staatliche Entscheidungen und Gesetze, die das Gesundheitswesen betreffen, sollten daher nur in Zusammenarbeit mit kompetenten Ärzten angegangen werden.

Wie es für die Wirtschaft in einer Demokratie nur zu verantworten ist, wenn in ihrer Denkweise die Mitarbeiter und ihr Wohl im Mittelpunkt stehen, so sollten es in allen medizinischen Betrieben die Mitarbeiter und die Patienten sein, die man liebevoll zu beachten hat. Das eine ist nämlich ohne das andere nicht möglich. Würde man dies wirklich konsequent durchführen, so geschähe Folgendes: Durch eine menschengerechte Wirtschaft würde es viel weniger Rationalisierungsopfer und daher wesentlich weniger Kranke geben. Die Kinder sollte man in Ruhe in ihren Familien im Sinne der liebevollen Nachahmung aufwachsen lassen; und dies ohne die schädlichen Einflüsse von Fernsehen, Videospielen, Handys und Computer. Durch eine Wirtschaft in den Krankenhäusern und Ordinationen, die zwischen Wirtschaftern und Ärzten ständig neu durchdacht wird, könnte man viele Einsparungen treffen und dadurch auch die Arzt-Patienten-Beziehung stärken. Die größte Einsparung bestünde allerdings darin, wenn niedergelassene Ärzte und Spitalsärzte gemeinsam vorgingen, man Untersuchungen nur einmalig durchführte und wenn man dem Patienten so begegnete, wie dies in den folgenden Kapiteln beschrieben ist. Eine gute medizinische Betreuung und eine menschenwürdige Wirtschaft gehen Hand in Hand.

4. Abschnitt
Die Kunst Arzt zu sein

„Manche Patienten werden – obgleich sie sich des Ernstes ihrer Lage bewusst sind – allein schon durch ihr gutes Einvernehmen und die Zufriedenheit mit ihrem Arzt wieder gesund.“
(Hippokrates)

Arzt und Patient machen die Medizin aus und die Beziehung dieser beiden bildet den Boden für Heilung. Diesen unter die Füße zu bekommen, darin besteht die Kunst für beide, für Arzt wie für Kranken. Bevor man sich allerdings der Kunst zuwendet, Arzt zu sein, sollte man sich zuallererst einmal darüber Gedanken machen, wer überhaupt Arzt werden kann. Ein Arzt heilt, besser gesagt, er wirkt wesentlich bei der Heilung mit. Heilung ist etwas anderes als Gesundung. Heilung – man kann sie auch als Genesung bezeichnen – geht in die Tiefe. Sie ist Neuschöpfung von etwas Zerstörtem, Krankem. Will man ein echter Arzt sein, muss man stets neben der momentanen Erkrankung auch an den innersten Defekt des Menschen denken. Somit haben die Ärzte eine große Möglichkeit, aber auch eine sehr große Verantwortung. Diese Besonderheit sollten jene, die sich zum Medizinstudium hingezogen fühlen, klar vor Augen haben.

Verspüren junge Menschen die Neigung zur Medizin in sich, so täte es ihnen sicher gut, sich einige Wochen in die Einsamkeit zurückzuziehen. Dort sollten sie versuchen, sich darüber klar zu werden, ob diese Profession ihrem innersten Wesen entspricht. Man soll diesen Beruf nur ergreifen, wenn man ausgesprochen bescheiden und kontaktfähig ist und sich für die Natur und den Menschen wahrhaftig interessiert. Man sollte niemals Arzt werden, wenn man reich werden oder Karriere machen will oder wenn man der Überzeugung ist, unbedingt anderen helfen zu müssen oder wenn man keinen Humor hat, wenn einem kleine Kinder und Tiere nicht zugehen und wenn man nicht in der Lage ist, andere Menschen unbekümmert zu umarmen. Nach dieser groben Orientierung sollten sich junge Leute, so es ihnen möglich ist, innerlich vor Gott, wie sie sich Ihn vorstellen oder ersehnen, hinstellen, und um Seine Entscheidungshilfe bitten. Für jene, die bei der Frage nach Gott Probleme haben, gibt es viele Hilfen. Sie können sich vorstellen, dass Sie sich von jemandem als einmaliger Mensch geschenkt wurden. Sie müssen diesen Geber nicht artikulieren, es reicht das Bewusstsein des „Sich-Geschenkt-Seins“. An den Geber, wer auch immer dieser sei, kann man sich innerlich richten, dann findet man jemanden, und sei er auch nur gedacht oder ersehnt, der einen aus sich herausholen kann, der vor und über einem steht. Wenn man sich nämlich diesem Geber nähert, so begibt man sich auf einen Standpunkt außerhalb seiner selbst. Von hier aus kann man dann viel besser beurteilen, wie man ist, was man wirklich kann und was man im Innersten will. Denn man kann nun in Distanz wirklich auf sich selbst blicken. Dann lässt man am besten alles, was man vom Arztberuf weiß, auf sich wirken wie ein Musikstück. Man wird nun erleben, ob im eigenen Inneren dazu Saiten mitzuschwingen und zu tönen anfangen oder nicht, ob es viele sind oder wenige. Erst wenn das vorgestellte Stück „Arzt-Sein“ in einem selbst zur Melodie wird, wenn einem dabei warm wird und man sich wohlfühlt, dann scheint die Entscheidung richtig zu sein.

Um sicher zu gehen, sollte man ganz praktisch etwa für ein Jahr als Pflegehelfer mit chronisch kranken und alten Menschen arbeiten. Man kann hierbei die nötigen Handgriffe lernen, um bettlägerige Patienten ohne Kraftaufwand zu bewegen. Man wird darin geschult, sie zu waschen und zu füttern. Man erlebt, was der Mensch in seinem Elend letztlich ist. Nur so ist man in der Lage, die andere Seite der Medaille kennenzulernen: Wie geht es mir mit Kranken? Sind die Patienten mir ein echtes Anliegen? Kann ich mit hinfälligen Menschen umgehen? Fühle ich mich zu ihnen hingezogen? Dazu gehört ein wesentliches Erlebnis: Wenn man nämlich im Innern richtig liegt, so empfindet man die Pflege von kranken, alten Menschen nie als Verdienst, sondern fühlt sich von ihnen eher beschenkt. Dazu gehört auch, dass man sich auf der anderen Seite manchmal zu dieser Tätigkeit zwingen muss und sich dies auch ehrlich zugesteht. Denn nur anziehend ist die Pflege sicherlich nicht und wenn man so tut, als wäre man dabei rundum glücklich, so ist man ein Heuchler.

Über einen Tatbestand muss man sich bei der Pflege von Kranken unbedingt bewusst werden:

Leidet man an einem Helfersyndrom oder nicht? Ein Helfersyndrom besteht in einer besonderen Ausformung der wahnhaften Nachahmung, also der innersten Krankheit. Das Helfersyndrom besteht darin, dass man sich selbst für derartig minderwertig hält, dass man seinen Wert nur dadurch zu erlangen glaubt, dass man Schwache, Alte oder Kranke, also Menschen, die von einem abhängig sind, betreut. Dies tut man aber nicht, um der Schwachen, Alten oder Kranken willen, sondern, um sich selbst als wirksamen Helfer zu bestätigen. Dabei benützt man die einem Anvertrauten und zeigt auf, wie sehr man doch zu helfen weiß. Das heißt, man übt eine gewisse Macht aus und glaubt, dass auf diese Art und Weise das Leben in einen einkehren werde. Das ist natürlich eine wahnhafte Vorstellung und würde den Arzt daran hindern, zur Heilung des Kranken beizutragen. Da muss man sich schon zuerst selbst einer Therapie unterziehen, bevor einem die Kranken ausgeliefert werden.

Wenn man all dies bedacht, erwogen, erfühlt und oft auch erbetet hat, dann kann man sich dafür entscheiden, mit dem Medizinstudium zu beginnen oder nicht. Den Kollegen, die das lesen, kann es jetzt auf einmal auffallen, dass sie mit ihrem Studium so ganz anders begonnen hatten. Mir ist es dabei nicht besser ergangen. Diese Überlegungen sind mir erst nach einem langen Medizinerleben eingefallen. Das Studium begann ich aus den verschiedensten, teils recht oberflächlichen Motiven, so wie viele andere auch, aber das macht doch nichts! Wir Menschen sind in der glücklichen Lage, unser Leben bis zu unserem Tode immer wieder neu beginnen und gestalten zu können. Jeder neue Tag ermöglicht es uns, kehrt zu machen, uns unseres Wesens zu besinnen und unsere wahre Bestimmung zu suchen. Diese Ausführungen sind also sowohl für jene bestimmt, die beginnen, als auch für jene Erfahrenen, die einen neuen Anfang suchen.

Nun zurück zu den Studenten. Einige wesentliche Punkte sollten ihnen auf alle Fälle klar sein: Medizinisches Wissen ist ein riesiger Bereich geworden. Gute medizinische Versorgung hingegen ist nur einem Teil der Menschheit zugänglich. So sollte man sich von der Studentenzeit an bis zu dem Zeitpunkt, da man nicht mehr arbeiten kann, für Projekte in Entwicklungsländern interessieren und vielleicht eine Zeit lang bei dem einen oder anderen mitmachen. Weiters sollte man sich darüber klar sein, dass viel mehr Erkrankungen, als man gängigerweise glaubt, in seelischen Problemen wurzeln. Somit sollte man so bald wie möglich damit anfangen, sich mit Psychosomatik zu beschäftigen. Dies müsste heute eigentlich zu einer Selbstverständlichkeit werden. Die Psychosomatik wiederum wird es den Lernenden leichter machen, bei sich und den Patienten die Krankheitssymptome der innersten Krankheit zu erspüren. Leider ist diese Erkenntnis noch nicht in das Medizinstudium übergegangen. Psychische Ausbildung findet hier nur am Rande statt. Im Mittelpunkt steht das riesige System der naturwissenschaftlichen Medizin, das die Studenten voll und ganz in Beschlag nimmt.

Die wichtigste erste Überlegung ist jedoch: Wie erlerne ich das medizinische Grundkönnen, das jedem Arzt in Fleisch und Blut übergehen sollte, am besten? Sicher nicht nur durch Bücher oder Vorlesungen. Denn die ärztliche Kunst besteht neben Einfühlungsvermögen in profundem Wissen und ärztlichem Können. Diese Fähigkeiten sind ein Handwerk, aber nicht nur das. Sie sind vielmehr künstlerische Fertigkeiten. Diese kann man nur von Meistern des Fachs mitbekommen. Dazu muss man lernen, zu beobachten und vor allem zuzuhören. Das Ohr ist somit das wichtigste Instrument des Arztes. Durch das Ohr studiert er und durch das Ohr betritt er das Reich des Kranken. Um Kranke heilen zu können, muss er hinhören können, um zu erfahren, was diese bedrückt. Das Ohr ist aber auch die Pforte zum eigenen Inneren, denn durch das Ohr spricht Gott zum Menschen. Eltern versuchen in ihre Kinder hinein zu hören, um ihr Wesen zu erkunden. Lernende sollten an den Lippen ihrer Lehrer hängen. Arzt wird man durch gute Nachahmung von echten Meistern, indem man mit allen Fasern seines Wesens auf sie hinhört, um das Erlernte dann ins Eigene zu verwandeln. Wenn man dies richtig anstellt, begibt man sich bereits aus der innersten Erkrankung ins Eigene und beginnt als Mensch zu wachsen und zu reifen.

Es lohnt sich schon als Student, wenn man in Krankenhäusern hospitiert, sich einem erfahrenen Arzt an die Fersen zu heften. Von ihm lernt man den Umgang mit Kranken, die ersten Schritte zur Erfassung einer Krankengeschichte und die Kunst der Untersuchung. Dies muss dann in der Grundausbildung zum Arzt nach der Promotion noch verstärkt werden. Die Versuchung, sich zu schnell in die glänzende Technologie zu stürzen ist ebenso gefährlich, wie das aus wahnhafter Nachahmung stammende Geltungsbedürfnis, möglichst bald in gehobene Positionen zu kommen. Für Ärzte in Ausbildung sind die wichtigsten Eigenschaften Geduld und Demut. Eine weitere Haltung muss der Arzt von Anfang an in sich so aufnehmen, dass sie zu seiner zweiten Natur wird: Es ist der liebevolle Umgang in Distanz. Um den Arztberuf auszuüben, müssen die zwischenmenschlichen Grenzen beachtet werden. Ärzte dürfen dem Patienten nur in ihrem Fachgebiet nahe kommen, alle persönlichen Beziehungen sind tabu. Sonst ist das spezifische Vertrauen, das zwischen Patienten und Ärzten herrschen sollte, zerstört. Dazu gehört auch, dass Ärzte sich nie anbiedern oder aufdrängen dürfen, sonst können sie dem Patienten nie das bedeuten, was sie sollten.

Der berühmte Kardiologe Bernard Lown schreibt in seinem Buch „Die verlorene Kunst des Heilens“: *„Vielmehr haben große Lehrer meine Vorstellungen von dem, was Arztsein eigentlich bedeutet, geformt und geprägt. An erster Stelle ist Dr. Samuel A. Levine zu nennen, bei dem ich 1950 am Boston Peter Bent Brigham Hospital als Stipendiat meine Ausbildung begann. Obgleich er mein Mentor und leuchtendes Vorbild wurde, gewann dennoch nach zwei Jahren meine jugendliche Arroganz die Oberhand.“* Lown schildert dann, wie ihm nach einiger Zeit diese langen klinischen Visiten von Levine zu langweilig und mühsam wurden und er es allein weiter versuchte. Dabei sah er aber, dass er im Gegensatz zu Levine nicht in der Lage war, die Patienten erfolgreich zu behandeln. Er fährt fort: „*Um meiner Frustrationen Herr zu werden, begann ich erneut, an sechs Vormittagen pro Woche an den klinischen Visiten von Dr. Levine teilzunehmen in der Hoffnung, die Kunst auch meistern zu können. Ich muss wohl sehr langsam von Begriff gewesen sein, brauchte ich doch zusätzliche elf Jahre unter seiner Obhut, ehe ich Vertrauen zu mir als Kliniker gewann. Aber dann färbte seine ärztliche Kunst auf mich ab, sodass ich im Stande war, sehr rasch die Einmaligkeit eines jeden Patienten zu erfassen und eine individuelle therapeutische Verschreibung vorzunehmen.*

Während all dieser Jahre wuchs meine Bewunderung für Dr. Levines außerordentliches Geschick als Kliniker. Er hatte erkannt, dass – wie Dr. William Osler es ausdrückte – ‚Medizin die Wissenschaft des Ungesicherten, die Kunst des Wahrscheinlichen ist'. Er glaubte, dass der Hauptteil an relevanten Informationen durch eine sorgfältig erhobene Anamnese und eine gründlichst durchgeführte körperliche Untersuchung gewonnen werden könne. Er lehrte, dass eine Batterie an Tests keinesfalls einen Verstand, der zu denken bereit sei, ersetzen dürfe. Und dennoch war er stolz auf wissenschaftliche Fortschritte und vertrat die Meinung, dass die medizinische Kunst darin bestehe, die medizinische Wissenschaft ans Krankenbett zu bringen." (B. Lown. Die verlorene Kunst des Heilens. S.23, 24)

Es braucht also viele Jahre, bis die ärztliche Kunst einem zur zweiten Natur geworden ist. Dazu gehört allemal auch eine gewisse Beteiligung an der Pflege, ohne deren Verständnis man Wesentliches im ärztlichen Können verpasst. Wie gesagt, man sollte vor dem Studium oder im Studium eine ausreichende Zeit als Pflegehelfer verbringen. Man sollte sich aber auch als junge Ärztin/junger Arzt nicht zu gut dafür sein, den Schwestern bei ihrer Arbeit zur Hand zu gehen. Dann wird man begreifen, wie heilsam es für die Kranken ist, dass sie liebevoll umsorgt sind, dass die Schwestern sich Zeit nehmen und ihnen zuhören. Ohne die Schwestern und Pfleger und all die Ordinationshilfen mit ihren offenen Ohren wären die Ärzte in ihrer Wirkung amputiert. Aus diesem Grund sollten alle Krankenhaussysteme dem Pflegepersonal ausreichend Zeit lassen, sich ans Krankenbett zu setzen, für die Kranken ein offenes Ohr zu haben und den Patienten die Hand zu halten.

Die Schwierigkeit dieser Art von Ausbildung für Ärzte kommt im Wesentlichen aus zweierlei Problemen: Junge Leute neigen dazu, sich zu überschätzen. Sie wollen viel zu schnell dorthin gelangen, wo sie etwas zu sagen haben. Sie vergessen nur zu leicht darauf, dass sie lange lernen müssen, bevor sie überhaupt etwas sagen können. Auf der anderen Seite ist es gar nicht so leicht, in unseren Tagen wirklich gute klinische Lehrer zu finden.

Da hatte ich es früher viel leichter. Als ich 1966 an der medizinischen Klinik in Innsbruck meine Grundausbildung zum Internisten begann, hatte ich das Glück von einem reiferen Assistenzarzt betreut zu werden. Er hatte sich bereits einige Jahre in einer Ordination eine Fülle praktischer Erfahrung angeeignet und war dann wieder an die Klinik zurückgekehrt. Ich hatte bei ihm freie Hand, wurde aber auch in die kleinsten Handgriffe eingewiesen. Ich lernte Patienten zu befragen und Brustkörbe abzuklopfen[10] und nach dem Leberrand zu tasten. Täglich begleitete

10 Leopold von Auenbrugger wurde 1722 in Graz als Sohn eines Gastwirts

ich meinen Lehrer zu seinen EKG-Befundungen und lernte so dieses Metier von der Picke auf. Dann wurde ich einige Jahre ins Labor gesteckt und hatte wiederum das Glück, einen erfahrenen Fuchs als Lehrer vorzufinden, der mir jeden Handgriff mit Geduld und auch mit Hartnäckigkeit beibrachte. Zwei Jahr später landete ich auf der Privatstation des Klinikvorstands, des erfahrenen Wiener Klinikers Herbert Braunsteiner. Sein kluges und vornehmes Wesen flößte mir eine Art medizinischen Denkens ein, das von Tradition gespeist war. Ich höre noch heute seine Worte: „Wenn Sie einen Patienten untersuchen, vergessen Sie nie die beiden Schläfenarterien zu tasten. Dann wissen Sie bereits das Entscheidende über seine Gefäßsituation!" Mehrere Jahre durfte ich bei ihm lernen und seine Aussprüche begleiteten mich ein Leben lang, wie etwa der: „Wer mit Schwestern nicht umgehen kann, wird nie ein guter Arzt werden." Zu guter Letzt versetzte er mich in die Sportambulanz. Dies war wiederum ein Glück, denn dort wurden die Herzfehler abgeklärt. Das geschah in etwa so: Wir waren drei Assistenten, die Herzkranke oder Sportler zu untersuchen hatten. Die Herzfehler mussten wir mit den damals möglichen Mitteln abklären – es gab noch keine Ultraschalluntersuchungen – und die wichtigste unserer Möglichkeiten war die Auskultation, das Erkunden der Herztöne und Herzgeräusche mithilfe des Stethoskops[11].

---

geboren. Es heißt, dass er bereits als Kind seinem Vater im Wirtshaus „Zum Schwarze Mohren" half und so lernte, die Füllung von Weinfässern durch Beklopfen der Fasswand abzuschätzen. Als Arzt nützte er diese Erfahrung beim Beklopfen des Brustkorbes aus. Entsprechende Schallunterschiede ergeben Hinweise auf bestimmte Erkrankungen. So gilt er als Erfinder der Perkussion. (Quelle: Wikipedia).

11 Entwickelt wurde das Stethoskop bereits 1816 von Laennec in Frankreich. Da er nicht, wie damals üblich, sein Ohr direkt auf die Brust einer großbusigen Frau legen wollte, verwendete er eine Papierrolle als Hörrohr. Nachdem er feststellte, dass er so nicht schlechter, sondern sogar besser hörte, trieb er die Entwicklung des Stethoskops, zunächst in Form des hölzernen Hörrohrs, voran. Heutzutage besteht ein Stethoskop aus einer Membran, die auf die Haut des Pa-

Dabei mussten wir Töne und Geräusche an fünf verschiedenen Punkten des Brustkorbs genau abhorchen und graphisch darstellen, außerdem mussten wir den Charakter der Schallphänomene dazu vermerken. Da gibt es paukende und leise Töne, Maschinengeräusche, gießende oder raue Geräusche, usw. Dann hatte man der Reihe nach die beiden Assistentenkollegen zu sich zu bitten. Sie mussten ebenfalls genau abhorchen und die Ergebnisse aufzeichnen. Anschließend wurden die Befunde miteinander verglichen. Abends bei der Chefbesprechung, bewaffnet mit allen Röntgenbefunden, EKGs und Phonokardiografie-Kurven (grafische Darstellung der Herztöne), wurden wir mit dem Auskultationsbefund des Chefs, den dieser unabhängig von uns mit seinem Verstärker-Stethoskop erhoben hatte, konfrontiert. Erst jetzt wurde die endgültige Diagnose gestellt. Diese Schule war einmalig, mir ist dadurch die Auskultations-Methode in Fleisch und Blut übergegangen. Ich habe später nie einen Echokardiographie-Befund abgegeben, wenn das Ergebnis nicht mit dem übereinstimmte, was ich über dem Herzen des Patienten gehört hatte.

Bei derartigen Lehrmeistern wird der Lernende auch in das Erheben der Anamnese, der Krankengeschichte, eingewiesen. Die gute Anamnese bedarf der Fähigkeit des Zuhören-Könnens. Sie legt die Basis für die weitere Behandlung, ist Vorbereitung zur Heilung und bereitet den Zugang zu den tieferen Störungen des Kranken vor.

„Levine brachte mir die Kunst des Zuhörens bei," schreibt Bernard Lown *„das Kernstück einer kunstgerecht am Krankenbett ausgeübten Medizin. Erfolgreiches Zuhören schließt alle Sinnesorgane ein, nicht nur die Ohren. Die Ausübung der medizinischen Kunst erfordert nicht*

---

tienten aufgelegt wird, und zwei Schläuchen, die die Töne und Geräusche über bestimmte Kapseln zu den Ohren der Ärzte leiten. (Quelle: Wikipedia) *nur die ausgezeichnete Kenntnis der Erkrankung selbst, sondern auch die Wahrnehmung intimer Einzelheiten aus dem emotionalen Leben des Patienten. … Um erfolgreich heilen zu können, muss ein Arzt vor allen Dingen zum Zuhören erzogen werden. Aufmerksames Zuhören gehört zur Behandlung, erfährt man doch viele verborgene Dinge. Nur wenige große Bücher der Weltliteratur geben klarer Aufschluss über das menschliche Befinden als ein Patient, der es zulässt, dass man ihm tief in die Augen blickt.*

In der kurzen Zeit, die für die Anamneseerhebung zur Verfügung steht, muss es das Ziel sein, über die essentiellen Fakten hinaus auch Einblick in das Innere des Menschen zu gewinnen. So einfach es klingt: Zuhörenkönnen ist das komplizierteste und schwierigste aller Instrumente im Repertoire eines Arztes. Man muss ein aktiver Zuhörer sein, um unausgesprochene Probleme wahrnehmen zu können.“ (B. Lown. Die verlorene Kunst des Heilens. S. 30)

Dieses Zuhören geschieht nicht allein durch das Ohr, sondern auch durch die anderen Sinne, die den Kranken zu erfassen suchen. Man muss mit den Augen das Aussehen, die Hautfarbe, den Gang, die Haltung, kurzum den ganzen Kranken so gut wie möglich beobachten. Man muss auch seinen Geruchssinn gebrauchen, denn viele Erkrankungen haben einen charakteristischen Geruch. Wesentlich kommt es zudem auf den Tastsinn an. Dabei geht es nicht nur um das Ertasten von inneren Organen durch die Haut oder das Pulsfühlen und Ähnliches. Es geht dabei um mehr: Beim Berühren des Patienten fühlt nicht nur dieser sich behütet, sondern man empfängt als Arzt, wenn die Hand und die Finger richtig beseelt sind, einen gefühlsmäßigen Eindruck vom Wesen des Berührten. Dazu muss allerdings der Arzt einen durchgeistigten Körper, also einen Leib besitzen. So kann die Hautberührung seelischen Kontakt vermitteln.

Das Zentrale bleibt natürlich immer das Gespräch. Es muss einem dabei bewusst sein, dass die eigentlichen Probleme anfangs sehr oft unausgesprochen bleiben. Was sie wirklich bedrückt, verschweigen die Patienten meist, denn es schmerzt zu sehr. Da bedarf es vieler geduldiger Unterhaltungen, bis man dem Kern der Sache näher kommt. Die Kranken sollten aber immer fühlen, dass die Ärzte innerlich für alle Fragen offen und bereit sind. Bei allem Reden muss man eine Eigenschaft, die auch im Umgang mit allen übrigen Menschen wesentlich ist, immer im Auge behalten: Man soll den anderen bei seiner Rede möglichst nicht unterbrechen. Wird allerdings der Kranke zu langatmig, kann man ihn schon liebevoll darauf aufmerksam machen.

Ärzte sollten stets darauf achten, dass als Grundlage für ein gutes Gespräch und die anschließende gründliche Untersuchung von ihrer Seite aus die besten Voraussetzungen geschaffen werden. Dazu gehört ein gepflegtes Äußeres, sonst fühlte sich so mancher Patient abgestoßen. Gute Manieren sind eine weitere Selbstverständlichkeit. Man sollte den Kranken immer danach fragen, welcher Zeitpunkt ihm für Aussprache und Untersuchung am liebsten wäre. Bevor man ihn berührt, sollte man auf alle Fälle fragen: „Darf ich Sie jetzt untersuchen?" Kurzum, man begegne als Arzt dem Patienten in allen Augenblicken voll Ehrfurcht. Und noch eins: Jeder, wirklich jeder Patient, soll sich willkommen fühlen, und wenn dies das erste Mal in seinem Leben ist!

Wenn der Kranke nun eingehend untersucht wurde, kann man daran gehen, den vorgesetzten Arzt zu bitten, gemeinsam einen Diagnoseplan zu erstellen. Später werden die weiteren diagnostischen Schritte besprochen und die Möglichkeiten von Behandlungen überlegt. Spätestens jetzt ist der Zeitpunkt gekommen, an dem man die Angehörigen mit einbezieht und mit diesen und dem gesamten Team den Patienten in eine heilsame Atmosphäre einbettet, die es ihm ermöglicht, den entscheidenden Schritt zur Heilung zu gehen. Auf diesen Punkt will ich jetzt noch genauer eingehen, weil es mir so wichtig erscheint, allen Beteiligten einen grundlegenden Plan für den Umgang mit Kranken in die Hand zu geben.

Bei Kindern, Behinderten und stark beeinträchtigten alten Patienten ist es selbstverständlich, dass die Angehörigen eine große Rolle spielen. Dies wäre aber auch bei allen übrigen Kranken erforderlich. Wenn es hier darum geht, die grundlegenden Störungen von Patienten mit einzubeziehen, so gehören ihre sozialen Beziehungen ebenfalls dazu. Es wird sich aber nur zu bald herausstellen, dass es damit eben aufgrund innerster Erkrankung nicht so gut bestellt ist. Die Ärzte sollten es aber trotzdem nicht unterlassen, die zwischenmenschlichen Beziehungen ihrer Patienten zu fördern, oder sie bei Ablehnung vorsichtig zur Sprache zu bringen. Wenn es gelingt, den einen oder anderen Angehörigen oder Freund beizuziehen und in die Behandlung irgendwie einzubinden – und dies Hand in Hand mit dem Pflegepersonal – so bildet sich so etwas wie eine heilbringende Gemeinschaft. Gerade dieser Umstand wird häufig übersehen. Gemeinsam könnte man den Patienten dann z.B. eher dazu bringen, seine Eigenverantwortung anzunehmen. Außerdem könnte so die Krankheit mit all ihren Folgen besser erkannt, eingesehen und auch angenommen werden. Dies würde wiederum den Patienten auf der einen Seite die Angst nehmen – denn der unter die Lupe genommene Schrecken lässt die Angst meist verblassen – und damit auf der anderen Seite ihr Selbst stärken.

Der Arzt als Drehscheibe sollte allen Helfern Folgendes klar machen: Angst kommt von „Enge“ und meint hier die Gefahr, sich auf die Krankheit und das Leiden einzuschränken. Dem müssen Ärzte, Pflegepersonal und Angehörige entgegenwirken. Dies tun sie, indem sie beruhigen, Halt geben und, was natürlich besonders die Ärzte betrifft, Wissen vermitteln. Es ist wichtig, die Kranken von den Problemen weg zu ihren guten Möglichkeiten hin zu führen. Dazu muss man ihnen einen Rahmen bieten, eine Struktur geben wie „wir machen uns jetzt einen Plan, und versuchen, das Beste draus zu machen“ oder Ähnliches. Auf alle Fälle sollten alle Beteiligten behutsam und ohne Eile vorgehen, und jeden kleinen Schritt der Kranken zu ihrer beginnenden Lebenskraft hin loben und wertschätzen. Wesentlich ist, dass die gesamte Umgebung der Kranken eine optimistische Grundhaltung ausstrahlt, zu kleinen Schritten anregt, auf realistische Ziele hinweist und keine falschen Fantasien aufkommen lässt.

Als Abschluss zur Anamneseerhebung und Grunduntersuchung sei noch angeführt, dass man trotzdem oft mit der Diagnose nicht so recht weiterkommt. Wenn das der Fall ist, sollte man die Anamnese an einem anderen Tag wiederholen. Es könnten ja neue Aspekte dazu gekommen sein und man sollte den Patienten noch einmal gründlich untersuchen. Danach sollte man alles immer wieder neu durchdenken und wieder mit ihm und eventuell einem nahen Angehörigen besprechen.

Ergänzend zu diesen grundlegenden Schritten sollten die jungen Ärzte von ihren Chefs dazu angehalten werden, eine Schutzengelfunktion für die Kranken zu übernehmen. Damit meine ich, dass die Patienten, die frisch in ein Krankenhaus aufgenommen werden, von ihrem Schutzengel, also einem jungen Arzt oder einer jungen Ärztin, der oder die ganz für sie da ist, überall hin begleitet werden. Diese Funktion können junge Ärzte oder praktizierende Studenten übernehmen. Sie kümmern sich vorerst darum, dass die Kranken entsprechend einem gezielten Diagnoseplan ohne unnötige Wartezeiten zu verschiedenen Abteilungen gebracht werden. Bei den einzelnen Untersuchungen sind sie dabei und so lernen sie auch immer neu dazu. Sie erklären den Patienten, was hier und da auf sie zukommt, sie klären auf. Sie betreuen die Patienten, besorgen ihnen Seife und Zeitung und deuten die Ergebnisse. Sie kommen ihren Schutzbefohlenen näher und so beginnen diese über ihre echten Probleme zu reden. Auf die genannte Art und Weise wird erreicht, dass der Patient nicht unnötig im Krankenhausgelände herumgeschickt wird, nicht lange warten muss und stets neu aufgeklärt ist. Da lässt sich dann leicht ein Protokoll ausfüllen, in dem der Patient zu einer neuen Untersuchung seine Zustimmung gibt. Der junge Arzt lernt dabei Fachliches und Menschliches. Er und der Kranke befinden sich auf gleicher Augenhöhe.

Auf diese Art und Weise sollten von den Ärzten immer alle diagnostischen Schritte besprochen und die möglichen Folgen erklärt werden. Dadurch werden unnötige und teure Untersuchungen vermieden. Ein gezieltes Labor sollte die vielfach geübte Schrotschussmedizin verdrängen. Bei der Therapie sollte man wohl ebenso einfach vorgehen, auch bei allen Strahlen- und Medikamententherapien muss man die Patienten genauestens informieren. Sie sollten verstehen, was in den Arzneimitteln enthalten ist. Die Blutdruck- und Diabetesbehandlung könnten sie ebenso selbst gestalten wie z.B. die Standardtherapie von anderen chronischen Leiden. Man kann die Patienten zum Fachmann für die eigene Krankheit erziehen. Das schafft Stärkung des Selbst und Distanz von der Krankheit. Um physikalische Therapie müssten sie sich selbst bemühen und die Übungen aus eigenem Antrieb heraus durchführen. Natürlich wird man bei älteren Menschen deren Betreuer damit befassen, aber auch dies sollte ausführlich und in Liebe geschehen. Oft verschreibt man gewohnte Medikamente deshalb, weil sie einfach helfen, obwohl sie keinen brisanten Wirkstoff enthalten. Man muss zusehen, die Patienten mit unnötigen intellektuellen Einwänden nicht zu enttäuschen, sie werden doch alt und immer älter. Wer erleichtert ihnen schon die Sehschwäche, ihre vielen kleinen Schmerzen, ihre Einsamkeit, ihre Vergesslichkeit, ihre Ohnmacht und ihre zunehmende körperliche Unbeholfenheit? Mit diesen Menschen darf man auf keinen Fall zu puristisch umgehen. Man sollte ihnen eher Studenten suchen, die ihnen vorlesen oder einen netten Menschen, der ihnen beim Einkaufen hilft oder sie zum Friseur bringt.

Ärzte müssen Kompetenz ausstrahlen. Dazu kommen distanzierte wissende Liebe und ein sonniger Humor, der sich selbst nicht so wichtig nimmt und für die Patienten stets Zuversicht ausstrahlt. Pessimismus sollte jedem Arzt ein unverständliches Fremdwort sein. Die Stimmung des Patienten wird wesentlich von der des Arztes bestimmt. Dabei kommt es darauf an, dass Ärzte zumindest in ihrer beruflichen Situation in menschlich geglückten Gemeinschaften leben. Die Ordination sollte ein fröhliches Miteinander ausstrahlen. In den Kliniken müsste man die gegenseitige Anerkennung der Kollegen untereinander ebenso spüren, wie den ehrfürchtigen Umgang miteinander. Je besser die Atmosphäre, desto mehr Gutes überträgt sich von dort auf die Kranken. Eine gelungene offene Gemeinschaft besitzt keinen abweisenden Rand, sie fördert das wachsende Selbst des Patienten. Ein Entmündigen des Kranken, ein Verkindlichen alter Menschen ist in solchen Gruppierungen undenkbar.

Um allerdings ein geglückter Arzt in einer gelungenen medizinischen Gemeinschaft zu werden, sollte man sich bei sich selbst mit der innersten Krankheit befassen. Erstens sollte man die Kehrtwende aus diesem Wahn bereits durchgeführt haben und sich auf dem Weg hinaus befinden. Zweitens wäre es gut und sinnvoll, sich eine medizinische Gemeinschaft zu suchen, in der man die wenigsten Kreiselemente vorfindet. Wenn man aber in einem Kreis landet, so lohnt es sich immer, Gleichgesinnte zu suchen und als Keimzelle den liebevollen Umgang miteinander zu pflegen. Vielleicht findet der eine oder andere der Kollegen daran Gefallen und diese Form des Umgangs weitet sich immer mehr aus. Auf alle Fälle wird es aber ratsam sein, diese tiefen seelischen Phänomene und Störungen bei sich selbst ins Lot zu bringen. Im Umgang mit den übrigen Menschen, seien es jetzt Mitarbeiter oder Patienten, sollte man zurückhaltend sein. Denn gerade diese Grundstörung müsste letztlich jeder vorerst bei sich selbst entdecken. Man darf auf keinen Fall bei anderen auf diese Phänomene mit dem Finger zeigen. Auf diese Weise würde man durch seine gewalttätige Geste nichts als Abwehr hervorrufen. Ärzte sollten solche sein, die von innen heraus in liebevoller Nachahmung leben, die sich so verhalten, dass die anderen sich fragen: „Was ist denn mit denen los? Die wirken so positiv auf mich!“ Mitarbeiter kann man in die Richtung führen, aber man sollte nie darüber sprechen, wenn man nicht ausdrücklich gefragt wird.

Bei Mitarbeitern wie bei Patienten lohnt sich bezüglich der innersten Erkrankung wohl am besten folgendes Vorgehen: Man kehre vorerst und immer wieder vor der eigenen Tür. Bei den anderen Menschen tut man gut daran, ihnen Wertschätzung entgegen zu bringen und so ihr Selbst zu fördern. Im liebevollen Umgang wird dann der eine oder andere sein Herz öffnen und um Rat wegen seiner Probleme fragen.

Diese Einstellung ist besonders beim Umgang mit Kranken im Auge zu behalten. Man kann zum Umdenken anregen, der Arzt kann dem Patienten erklären, welche Ängste aus der Tiefe ihn da quälen. Es liegt aber ausschließlich am Kranken selbst, sich auf die Suche nach seiner innersten Krankheit einzulassen oder nicht. Die Freiheit jedes Menschen ist heiliger Boden, den man als Arzt nie verletzen darf. Gedanken wie „Wenn du nicht in dein Inneres blicken willst, wenn du dich nicht auf deine Beine stellen und dein Selbst entwickeln willst, will ich nichts mehr mit dir zu tun haben." und Ähnliches sind pure Gewalt, also Produkt der eigenen innersten Krankheit. Die liebevolle Betreuung und Begleitung des Patienten hat mit seiner Entscheidung nie etwas zu tun. Da muss man mit Geduld warten können, dass der Kranke es einsieht. Es kann Jahre dauern, oder auch nie passieren, Patient ist er so oder so.

Ein Letztes noch: Wie bereits erwähnt, gibt es einen Umstand, der einem das Arztsein wesentlich erleichtert und der tritt dann auf, wenn man selbst einmal ernstlich krank wird. Natürlich kann man nicht von allen Kolleginnen und Kollegen verlangen, dass sie erkranken – das ist natürlich Unsinn. Wenn es einem jedoch widerfährt, so soll man dafür dankbar sein sowie den Kollegen und manchen Patienten seine Erfahrungen mitteilen.

Ärztliche Irrwege

1. Wie wichtig ist es doch, dass Ärzte und ihre Mitarbeiter die Patienten in ihrer menschlichen Würde anerkennen, ihr Verantwortungsgefühl wecken und sie innerlich auf die Beine stellen. Wenn hingegen Ärzte glauben, sich bewirkend und großartig erleben zu müssen, um ihr eigenes Ich aufzubauen, sind sie zu dieser ehrfürchtigen Haltung gegenüber den Kranken nicht imstande. Wehe uns Ärzten, wir treten auf diese Weise als Heiler auf, so machen wir

uns automatisch zu pharmakoi. Wir fühlten uns dann in dieser Fehlhaltung einem erhabenen Kreis von Wissenden zugehörig, die den Patienten im Grunde bei der Behandlung keine Mitverantwortung übernehmen lassen. Dabei unterläuft uns nur zu leicht ein entscheidender Fehler: Mit dieser Haltung entmündigen wir die Kranken. Das Beste, was bei dieser Art von Umgang mit Kranken überhaupt herauskommen kann, ist eine gewisse Reparatur, die unter Umständen sogar perfekt sein kann. Heilung ist so etwas allerdings nie, denn diese meint den ganzen Menschen. Der pharmakos nimmt dem Patienten die Möglichkeit, zu einem sich entscheidenden Selbst zu gelangen. Er macht ihn zum unmündigen Träger einer Krankheit und deshalb darf er sich nicht wundern, wenn man sich eines Tages an ihm rächt. Er erleidet dann das dem Leser bereits bekannte Los aller pharmakoi.

Nachfolgend stelle ich ein Beispiel aus dem Kreis der Onkologen dar, das jedoch nur wenige Vertreter dieser Zunft betrifft. Gewiss, es ist bewundernswert, sich diesen verantwortungsvollen Zweig der Medizin zu wählen und ich ziehe meinen Hut vor jenen, die es sich zur Aufgabe machen, sich ein Leben lang mit Kranken zu beschäftigen, die von einer bösartigen Krankheit betroffen sind. Der eine oder andere von ihnen läuft jedoch Gefahr, die Patienten mit seinen Schemata und Studien zu überrollen und damit zu entmündigen. Dabei hätten gerade sie, die so oft Menschen zum Sterben geleiten, die Aufgabe, ihre Patienten auf den Sinn ihres Lebens und Sterbens hinzuweisen. Wenn sie schon oft nicht gesund machen können, so können sich doch immer zur Heilung beitragen. Dazu dürfen sie den Patienten jedoch nie entmündigen, sondern müssen ihn und auch seine Angehörigen in alle Entscheidungen verantwortungsvoll einbeziehen. Die letzte Entscheidung über eine Therapie oder eben Nicht-Therapie müssen sie immer den Patienten überlassen, nachdem diese von ihnen genügend aufgeklärt wurden. Sie sollten außerdem mit den ihnen Anempfohlenen immer wieder die letzten Fragen erörtern. Ein Arzt ohne menschliche und spirituelle Fähigkeiten ist in seinem Beruf ohnedies schon mehr als fraglich, als Onkologe wäre er eine glatte Fehlbesetzung.

Das Handeln auf der gleichen Augenhöhe macht es aus, es vermeidet den pharmakos um jeden Preis. Auch bei Kindern sollte man immer auf gleicher Augenhöhe handeln. Hierzu sollte man in die Knie gehen, wenn man mit ihnen spricht, sonst bekommen sie Angst und dies besonders, wenn man einen weißen Kittel trägt. Was Werner Schneyder stört und daher in seinem Buch anspricht ist der Graben, die Trennwand von oben nach unten zwischen Arzt und Krankem – es handelt sich um zwei Kreise. Schneyders' Dr. Steinitz und „der Professor" spielen jene Rolle, die ihrem Image in ihrem jeweiligen Kreis entspricht, perfekt – sie sind pharmakoi.

Die beste Hilfe für Ärzte, nicht in die Rolle des pharmakos zu fallen, ist dieselbe Einstellung, die gute Eltern besitzen. Diese wissen genau, dass sie nicht Schöpfer, also Gott ihrer Kinder sind, sondern bevollmächtigte Mitschöpfer. So sollten Ärzte sich als Mit-Heiler verstehen, die immer hinter und über sich verweisen können, wo die eigentliche Kraft herkommt. Sie sollten immer auf Gott hin, wie sie sich Ihn vorstellen, transparent sein.

2. Ärzte dürfen im Umgang mit Kranken eine Tatsache nie aus den Augen verlieren: Der Patient wurde durch die Erkrankung bereits von Gewalt getroffen. Dieses Erlebnis hat ihn auf alle Fälle verwundet. Wenn Ärzte nun zur sachgerechten Behandlung wiederum Gewalt anwenden müssen, so sollten sie dies den Patienten ausführlich und

mit guten Gründen belegt erklären und dazu deren Zustimmung gewinnen. Dies trifft besonders auf Chirurgen zu, die ja mit ihrem Handwerk heilsame Gewalt ausüben müssen. Wir Ärzte versprechen Heilung durch eine Operation oder eine andere körperliche Intervention, die natürlich in einer handgreiflichen Handlung besteht. Ein Fehler wäre es, würde man dies nicht aussprechen und machte man den Patienten nicht ausführlich darauf aufmerksam, dass dies notwendig ist. Es ist also nicht sinnvoll, Patienten zu operieren, wenn es nicht wirklich unbedingt erforderlich ist. Fragliche Operationen kann man mit ihnen besprechen, sollte dabei aber eventuell die Angehörigen hinzuziehen, damit man der Sache das Willkürliche und Gewalttätige nimmt. Das wäre die Umwandlung einer an sich handgreiflichen Tat in einen liebevollen Vollzug. Mit anderen Worten: Chirurgen müssen sich ihre Worte sehr gut überlegen und ihre Handlungen ausführlich erklären. Warum es z.B. gut ist, dass es so gemacht wird und nicht anders. Der Patient soll es verstehen und wenn er es dann auch noch unterschreibt, ist das gut. Wenn er jedoch unterschreibt und es nicht versteht, dann kann er später einmal geltend machen, dass es ihm nicht so erklärt wurde, wie es wirklich gemeint war. Es ist immer günstig, bei solchen Erklärungen den Patienten alles, was man ihm sagt, in seinen eigenen Worten wiederholen zu lassen und Angehörige zu den Gesprächen hinzuzuziehen, allerdings nur, wenn der Patient dies ausdrücklich will.

Nun treffen Chirurgen mitunter auf Schwierigkeiten. Es gibt z.B. viele funktionelle Beschwerden, die oft von der Wirbelsäule ausgehen. Diese müsste man mit allen möglichen Formen von Therapie, vor allem mit einer Psychotherapie, behandeln. Operationen richten da meist eher Schaden an. Aber es gibt leider immer wieder Patienten, die sich, und dies trifft auch auf andere lästige

Krankheiten zu, unbeirrbar einbilden, allein eine Operation könne ihnen helfen und die Beschwerden ein für allemal beenden. Hier gilt es wirklich standhaft zu bleiben, sonst kann man die größten Schwierigkeiten bekommen. Auch wenn der Patient noch so uneinsichtig ist, darf man nicht nachgeben, sondern muss ihm immer wieder alles erklären. Außer bei einem Notfall ist kein Operateur, nur weil er einer ist, verpflichtet zu operieren, wenn der Eingriff nicht objektiv das Beste ist, was er tun kann.

Ich musste in meinem Leben mehrmals operiert werden und bin dabei immer an Chirurgen geraten, die nicht nur fachlich kompetent waren, sondern mir durch ihre beruhigende und warmherzige Art sehr geholfen haben. Auch nach der Operation habe ich mich von ihnen gerne für mein weiteres Verhalten beraten lassen und bin dabei immer gut gefahren. Sie hatten alle eine natürliche Gemütlichkeit, die mich immer getragen hat. Dass manche Vertreter dieser Zunft eher wortkarg sind, muss man verstehen. Es ist doch ein Metier, das höchste Konzentration und Umsicht verlangt. Es ist auch nicht erforderlich, dass Chirurgen lange psychotherapeutische Gespräche führen. Aber im Falle von funktionellen Störungen tun Chirurgen am besten daran, den Patienten zuerst einmal zu einem Psychosomatiker schicken.

3. Eine absolut unnötige Fehlhaltung von Ärzten wäre es, Kunstfehler bei der Behandlung oder bei der Diagnosestellung abzustreiten, zu verteidigen oder zu vertuschen. Jedermann versteht, dass Ärzte, die es einer Fülle von Patienten recht machen wollen, hin und wieder Fehler machen; das ist menschlich. Ärzte sind keine unfehlbaren Götter und sie sind auch keine perfekt funktionierenden Maschinen. Das kann man jedem Patienten und auch jedem Angehörigen klar machen. Was der Patient jedoch

nicht einsieht, ist der Umstand, dass man ihm den Fehler nicht erklärt, sich nicht dafür entschuldigt und nicht zusieht, dass dem Patienten in irgendeiner Form Genugtuung geschaffen wird. Genugtuung ist für die Patienten sicher nicht einfach Geld, es ist vielmehr, dass man ihm vorher erklärt, welche Maßnahmen man vorhat, und sich bei eventuellem Misslingen wiederum damit auseinandersetzt, warum es schief gegangen ist. Man kann ihm dann vermitteln, was nun zu tun ist, um den Zustand zu verbessern bzw. versicherungsrechtliche Schritte einzuleiten, was meistens über die Patientenanwälte reibungslos abläuft. Bei einer guten Kommunikation kommt es ganz selten zu gerichtlichen Schritten von Patienten gegenüber Ärzten. Die Ursache fast aller derartigen Maßnamen sind Verständigungsfehler zwischen Ärzten und Patienten.

4. Was mit dem vorigen Punkt im Zusammenhang steht, ist die Klage über den Zeitmangel. Diese Zeit ist aber die wichtigste Zeit, die es gibt: jene, die man mit dem Patienten im Gespräch, bei der Untersuchung und bei der Aufklärung verbringt. Alle anderen Dinge, die Zeit kosten, wie Dokumentationen oder bürokratische Seitenaufgaben, sind dem Gespräch mit dem Patienten gegenüber hintanzustellen. Wenn diese zu kurz kommen, ist es kein Schaden. Die Bürokratie muss sich sowieso Gedanken darüber machen, wie sie die Medizin möglichst entlasten kann. Für Dokumentationen, Registrierungen und Meldungen von Infektionskrankheiten und Ähnlichem sollte man eigene Fachleute einstellen und nicht die Ärzte für Büroarbeit missbrauchen.

5. Mit Kranken sollte man immer und überall zartfühlend umgehen. Natürlich brauchen sie klare Anweisungen und eindeutige Richtlinien, die auch manchmal etwas en-

ergisch durchgeführt werden müssen. Aber was immer und überall schädlich für die Kranken ist, ist jede Form aggressiven Verhaltens, wie Vorwürfe an Patienten wegen Diätfehlern, Alkohol, Zigaretten oder einem verdrehten Lebenswandel. Der erhobene Zeigefinger wäre eine Waffe gegenüber den „feindlichen“ Patienten. Der Arzt soll dem Kranken mit großen Ohren und freundlichem Lächeln entgegen gehen und sich seiner Not annehmen, aber es doch besser vermeiden, ihm Vorhaltungen zu machen. Dann wird der Patient ohnedies von sich aus sagen: Ich habe dieses oder jenes getan. Beliebte Angriffe, die aber nichts anderes sind als das Ausspielen willkürlicher Macht sind: „Sie betreiben Selbstmord mit Messer und Gabel!“ oder: „In ihrer Haut möchte ich nicht stecken!“ oder: „Ihnen fehlt nichts. Ihr Leiden ist rein psychisch.“

Noch etwas: Man sollte den Kranken nie Angst machen! Die haben sie ohnedies schon und sie ist ein Zeichen der innersten Krankheit. Agiert man mit Angst, so benützt man die innerste Erkrankung, um sich gewalttätig durchzusetzen. Bei Heilung geht es hingegen um die schrittweise Befreiung aus dem innersten Leiden des Menschen und nicht um dessen Verstärkung. Somit sollte man den Kranken, so gut es geht, die Angst nehmen. Noch einmal: Man tut gut daran, ihm das Gefühl zu geben, er sei aufgefangen. Man muss ihm dabei die Krankheit so lange erklären und die Möglichkeit der Behandlung so sinnvoll gestalten, dass er dann zustimmen oder ablehnen kann. Ein guter Arzt wird immer beide Möglichkeiten offen lassen.

Zu vermeiden wären auch Bemerkungen: „Seien Sie froh, dass Sie den Mist los sind.“, wenn gerade ein krankes Organ entfernt wurde. Feingefühl, Einfühlung und Rücksichtnahme sind wesentliche und wichtige Eigenschaften eines Arztes.

6. Mangel an Kommunikation ist das wohl größte

Problem, das zwischen Arzt und Patient auftreten kann. Damit wird ausgedrückt, dass eine echte Arzt-Patient-Beziehung nicht zustande kommen kann. Der gute Kontakt mit dem Patienten ist die wesentliche Brücke zu seinem Wesen und damit zu seinen Problemen, die es ja zu heilen gilt. Am Arzt liegt es, Verständigungsschwierigkeiten zu überbrücken. Besonders bei Alten und Ausländern, aber auch bei vielen unbeholfenen Patienten muss der Arzt geduldig versuchen, dem Patienten langsam näher zu kommen. Bei Sprachschwierigkeiten sollte man einen Dolmetscher beiziehen. Man muss sich vergewissern, ob der Kranke einen auch hört und dann, ob er einen auch versteht. Wie bereits erwähnt, ist es wohl am besten, man lässt sich wichtige Mitteilungen von den Patienten wiederholen. Da die Menschheit in unseren Breiten immer älter wird, haben wir Ärzte es immer mehr mit Senioren zu tun. Bei ihnen muss man sich Zeit nehmen. Ärzte sollen begreifen lernen, dass ältere Leute sich unbeholfen ausdrücken, dass sie oft gehemmt und ängstlich sind.

Ärzte sollten sich bereits in der Ausbildungszeit prüfen, ob sie überhaupt in der Lage sind, auf Menschen einzugehen. Wenn nicht, sollten sie die Hände von jenen Disziplinen der Medizin lassen, die eines direkten Kontakts mit den Patienten bedürfen. Denn, wenn man nicht die Anlage dazu besitzt, hilft einem auch kein Kommunikationsseminar darüber hinweg. Man würde hier nur etwas lernen, was dann unmenschlich und hölzern herüberkommt und für die Arbeit am Krankenbett unbrauchbar ist.

7. Eine weitere Fehlhaltung von Ärzten sind abfällige Bemerkungen über Kollegen. Diese Unart entspräche dem Verhalten eines feindlichen Geschwisters, das sein Ansehen auf Kosten Anderer steigern will. Wenn man schon einmal der Ansicht sein sollte, dass der Kollege fachlich

nicht dem entspricht, was man sich vorstellt, obwohl man das selbst nie beurteilen kann, sollte man sich vielleicht in Schweigen hüllen. Man hüte sich immer, eine negative Bemerkung über Kollegen oder Mitarbeiter von sich zu geben. Es gibt für dieses Verhalten überhaupt keine Entschuldigung. In diesen Bereich gehört auch die Ängstlichkeit von Ärzten, wenn ein Patient eine zweite Meinung bei fraglichen medizinischen Entscheidungen einholen will. Manche Kollegen fühlen sich dabei etwas auf den Schlips getreten, wenn der Patient sagt, er möchte noch eine zweite Meinung hören. Ich finde das aber völlig falsch, im Gegenteil, wenn man merkt, dass der Patient unsicher wirkt und auf die Vorstellungen des Behandlers nicht so recht eingehen will, lohnt es sich allemal, ihm zu raten, eine zweite Meinung zu erfragen. Allerdings muss man sich davor hüten zu viele Meinungen einzuholen, da dann wiederum die Unsicherheit wächst. Der Arzt, der das Vertrauen des Patienten genießt, sollte sozusagen letztendlich alles dirigieren.

8. Eine andere Fehlhaltung liegt im einseitigen Spezialistentum. Ein wesentlicher Punkt bei der Relativierung des einseitigen Spezialistentums ist der Tatbestand, dass die Patienten durch die moderne Medizin immer älter werden. Ältere Patienten haben nun einmal immer mehrere Krankheiten oder chronische Leiden, die es dauernd zu behandeln gilt. Aus diesem Grund muss der entsprechende Arzt, sei er jetzt Chirurg oder Internist, Anästhesist oder Frauenarzt sich ein breit gefächertes Wissens- und Erfahrungsspektrum in seinem Fachgebiet erwerben und selbstverständlich kann er sich auf einem Gebiet spezialisieren. Mithilfe dieses Spezialwissens wird man als Fachmann auf verschiedene Abteilungen gerufen, nimmt an Kongressen teil und kommt in der ganzen Welt herum.

Dies ist sicher etwas sehr Schönes und kommt allen zugute, aber das Entscheidende am Arztberuf ist trotzdem die möglichst kompetente Behandlung und Führung möglichst vieler Kranker und dies sind heutzutage nun einmal die alten Patienten, die an mehreren Gebrechen leiden. So sollten auch die Spitäler, abgesehen von den Universitätskliniken und einigen großen Krankenhäusern, nicht so sehr auf Spezialabteilungen aufgeteilt, sondern Allgemeinkrankenhäuser sein, in denen lediglich das eine oder andere Zimmer einem Spezialgebiet vorbehalten ist.

9. Der Wahn, ausschließlich perfekte, weil Evidenzbasierte Medizin zu betreiben. Zu dieser angeblich so perfekten Medizin *„möchte ich"* schreibt Bernard Lown in seinem lesenswerten Buch „Die verlorene Kunst des Heilens" *„auf die Tatsache verweisen, dass die Medizin noch immer der Navigation durch weitgehend unbekannte, von keiner Landkarte erfassten Gewässer bedarf. Viele meinen, dass unser Leben im Zeitalter der Wissenschaft vieles an Mutmaßung in der medizinischen Praxis überflüssig mache. Wir brauchten nur die richtigen Tests auszuwählen, und die Computerbilder lieferten dann blitzartig die genaue Diagnose, für die es ein wirksames Heilmittel gebe. Wenn dem nur so einfach wäre! Ich bin keineswegs davon überzeugt, dass es jemals so einfach sein wird. So genannte medizinische Fakten sind biologische Annäherungswerte; Verlaufsdaten und Prognose sind statistisch bestimmbar. Ihre Anwendung auf einen individuellen Patienten erfordert immer eine Auswahl unter verschiedenen Behandlungsmöglichkeiten. Ein erfahrener Arzt weiß, dass nur allzu oft der Bereich der Wissenschaft einen Großteil der klinischen Probleme nicht erfasst.*

Erfolgreicher Umgang mit Patienten setzt die Anerkennung der Kunst des Heilens voraus, bei der man von Er-

fahrung, von der Erinnerung an ähnliche Fälle und von dem Einsatz seines gesunden Menschenverstandes geleitet wird. Ein Gefühl der Demut ist ebenfalls ein Vorzug, da jede Verordnung oder jeder Rat zu einem gerüttelten Maß allein auf Vermutungen basiert. Heutzutage stützen sich viele medizinische Daten immer mehr auf epidemiologische Untersuchungen an großen Bevölkerungsgruppen. Ein Arzt jedoch sieht sich einem einzigen und einzigartigen Individuum gegenüber. Es ist niemals sicher, wo dieses Individuum auf der normalen statistischen Verteilungskurve seinen Platz hat. Statistische Daten können eine Wahrscheinlichkeitsberechnung liefern, aber sie verhüllen die Seelen und verdunkeln die Individualität." (B. LOWN, Die verlorene Kunst des Heilens. S. 151/152)

Nun ist der Zeitpunkt gekommen, kurz inne zu halten. Viele Leser werden sagen, das sei alles sehr plausibel für junge Ärzte geschrieben, aber man selbst sei ja längst in der niedergelassenen Praxis oder seit Jahren aktiver Chirurg oder Primar an einer Inneren Abteilung oder man führe ein Rehabilitations-Zentrum. Man fühle sich von diesem Buch eigentlich nicht angesprochen. Auf diesen Einwand möchte ich folgende prinzipielle Antwort geben: Es ist nicht nur mir so gegangen, sondern vielen meiner Kollegen auch: Plötzlich steht man vor sich und seiner Tätigkeit und es kommt einem alles irgendwie leer und abgeschmackt vor. Man hat das Gefühl, man komme nicht mehr weiter, man trete auf der Stelle, es sei nicht mehr das, was man sich erwartet habe. Man hat das Gefühl, die Patienten seien unzufrieden und man selber sei nicht befriedigt. So manche fragen sich, ob sie die Patienten mit der gängigen Medizin wirklich heilen könnten. Zu diesen Zeitpunkten ist es sinnvoll, wieder neu anzufangen. Man kann in Kursen eine neue Methode erlernen, man kann sich einer psychosomatischen Ausbildung widmen, psychotherapeutische Methoden erlernen, man kann aber vor allem versuchen, die Kontakte mit einer Klinik zu verstärken und hier ein paar Wochen zu hospitieren. Nahezu immer lohnen sich die so genannten Balint-Gruppen. (Balint-Gruppen sind im klassischen Verständnis Arbeitsgruppen von ca. 8 bis 12 Ärztinnen bzw. Ärzten, die sich unter der Leitung eines erfahrenen Psychotherapeuten regelmäßig treffen, um über „Problempatienten" aus ihrer Praxis zu sprechen. Das Ziel ist eine verbesserte Arzt-Patient-Beziehung, die schließlich zu einem verbesserten Verständnis und einer verbesserten Behandlung des Patienten führen soll. Die Methode wurde nach Michael Balint, einem Psychiater und Psychoanalytiker ungarischer Herkunft, benannt. (Quelle: Wikipedia))

Zusätzlich würde ich noch Gruppierungen vorschlagen, um gemeinsam über die wahnhafte Nachahmung und die Kreisbildung, also die innerste Krankheit zu sprechen und sich zu überlegen, inwieweit man selbst in diesen Mechanismen verfangen ist und wie man sich gemeinsam helfen könnte, da wieder herauszukommen. Sehr hilfreich ist es auch, einen Ausbildungsbildungskurs zu belegen, wie ihn manche Universitäten anbieten, oder sich ein Monat in ein Kloster zurückzuziehen und über sein Leben nachzudenken und zu überlegen, ob man tatsächlich in der liebevollen, schöpferischen Nachahmung lebt oder ob bei einem selbst nicht gar Manches geändert gehörte. Es gäbe so viele Möglichkeiten! Die wirkungsvollste, aber auch die unangenehmste ist die, wenn man in diesem Zustand plötzlich selber erkrankt. Wenn man somit in das Stadium des Patienten kommt, wird man anschließend mit großer Wahrscheinlichkeit dem eigenen Leben eine neue Wende geben.

Der Hippokratische Eid

„Ich schwöre und rufe **Apollon den Arzt und Asklepios und Hygieia und Panakeia und alle Götter und Göttinnen** zu Zeugen an, dass ich diesen Eid und diesen Vertrag nach meiner Fähigkeit erfüllen werde. Ich werde den, der mich diese Kunst gelehrt hat, gleich meinen Eltern achten, ihn an meinem Unterhalt teilnehmen lassen, ihm, wenn er in Not gerät, von dem abgeben, seine Nachkommen gleich meinen Brüdern halten und sie diese Kunst, wenn sie sie zu lernen verlangen, lehren ohne Entgelt und Vertrag. **Und ich werde an Vorschriften, Vorlesungen und aller übrigen Unterweisung meine Söhne und die meines Lehrers und die vertraglich verpflichteten und nach der ärztlichen Sitte vereidigten Schüler teilnehmen lassen, sonst aber niemanden.**

– Ärztliche Verordnungen werde ich treffen zum Nutzen der Kranken nach meiner Fähigkeit und meinem Urteil, hüten aber werde ich mich davor, sie zum Schaden und in unrechter Weise anzuwenden.

– Auch werde ich niemandem ein tödliches Mittel geben, auch nicht, wenn ich darum gebeten werde, und werde auch niemanden dabei beraten; auch werde ich keiner Frau ein Abtreibungsmittel geben.

– Rein und fromm werde ich mein Leben und meine Kunst bewahren.

– Ich werde nicht schneiden, sogar Steinleidende nicht, sondern werde das den Männern überlassen, die dieses Handwerk verstehen.

– In alle Häuser, in die ich komme, werde ich zum Nutzen der Kranken hineingehen, frei von jedem bewussten Unrecht und jeder Übeltat, besonders von jedem geschlechtlichen Missbrauch an Frauen und Männern, **Freien und Sklaven.**

– Was ich bei der Behandlung oder auch außerhalb

meiner Praxis im Umgang mit Menschen sehe und höre, dass man nicht weiter reden darf, werde ich verschweigen und als Geheimnis bewahren.

Wenn ich diesen Eid erfülle und nicht breche, so sei mir beschieden, in meinem Leben und in meiner Kunst voranzukommen, indem ich Ansehen bei allen Menschen alle Zeit gewinne; wenn ich ihn aber übertrete und breche, so geschehe mir das Gegenteil.“

„Der hippokratische Eid, geschworen bei Apollon, dem Arzt, seinem Sohn Asklepios, und des Töchtern Hygieia und Panakeia, hat Nachbildungen in der Spätantike, im Mittelalter und in der Neuzeit erfahren. Er wurde bei Allah und beim Gott der Christen geschworen und vor ärztlichen Schulen und medizinischen Fakultäten als ein Gelübde ärztlicher Selbsterziehung abgelegt. Auch das griechische Urbild stellt den Schwörenden in eine Berufsgemeinschaft. Es ist die Rede von den Formen medizinischer Unterweisung, von denen, die zu solcher Unterweisung zugelassen werden und von dem familienartigen Verband, in dem der Lehrer und die von ihm Unterwiesenen stehen.“ (DILLER, Hippokrates. Ausgewählte Schriften. S. 7.)

Ich würde vorschlagen, statt „Apollon bis zu Göttinnen“ einzusetzen: „Gott, wie ihn jeder versteht“. Die restlichen stark hervorgehobenen Textstücke würde ich weglassen. Auf dem Boden dieses so oder ähnlich unserer Zeit angepassten Eides könnte eine internationale Gemeinschaft aller Ärzte entstehen. Sie könnten sich gegenseitig in den Grundlagen ärztlichen Handelns bestärken und gemeinsam gegen Bestrebungen mancher staatlichen Gruppierungen vorgehen, die die Ärzte entmündigen und dazu bringen wollen, diesen Eid zu brechen.

Was der Eid besonders betont, ist die familienartige Gemeinschaft der Ärzte, die sich gegenseitig helfen und unter die Hilfe Gottes, wie jeder Ihn versteht, stellen. Diese Vorstellung ist keineswegs überholt, sondern könnte sehr wohl in unsere Zeit übernommen werden. Solche Gemeinschaften sind eben offen. So käme es zu einem freundschaftlichen Verkehr zwischen den einzelnen medizinischen Institutionen. Niedergelassene Ärzte könnten zeitweise in Spitälern arbeiten, Spitalsärzte in anderen Krankenhäusern oder Ordinationen. Man könnte die Patienten viel leichter in die einzelnen Spezialabteilungen zuweisen. Man könnte sich in den Nacht- und Feiertagsdiensten zur Seite stehen. Es wäre ein großes, familiäres Miteinander und dies auch über die Grenzen hinweg, also international.

Es bestünde auch die Möglichkeit, dass Ärzte aller Welt gemeinsam gegen die innerste Krankheit zu Felde ziehen. Wir könnten uns gegen Menschenrechtsverletzungen ebenso gemeinsam erheben wie gegen menschenverachtende Kreise. Wir hätten eine große Chance, als eine große Familie zur Heilung vieler Probleme der Welt beizutragen.

5. Abschnitt
Die Kunst Patient zu sein

Bei einer ernsteren Erkrankung handelt es sich entweder um ein akutes Ereignis, das sofortiger Hilfe bedarf, oder um einen Zustand, der von einem akuten Beginn in eine langwierige Folgekrankheit hinüber gleitet. Oder es handelt sich bereits von Anfang an um ein chronisches Leiden, das man mehr oder weniger erfolgreich behandeln kann. Bei einer akuten Erkrankung, wie z.B. einer Blinddarmentzündung oder einem Knochenbruch oder einem Herzinfarkt hat natürlich sofort etwas zu geschehen. Da treten zusätzliche Überlegungen erst im Nachhinein auf. Bei chronischen Erkrankungen oder langwierigen Folgekrankheiten liegen die Verhältnisse jedoch ganz anders. Hier wird es vor allem darauf ankommen, sich einen Arzt zu suchen, von dem man sich in der Krankheit vertrauensvoll geführt fühlt. Der Patient muss allerdings auch das Seine dazu tun und darin besteht seine Kunst. In schwerer Erkrankung mit chronischem Verlauf gibt es nämlich nach dem anfänglichen Schrecken vier grundlegende Wege, auf denen sich die Kranken weiter bewegen können:

- Entweder sind die Patienten von der Krankheit so überwältigt, dass diese wie eine dunkle Flut über ihnen zusammenschlägt und sie für alle Zukunft nicht mehr aus ihrem Griff entlässt.
- Oder die Patienten fliehen wie kleine Kinder in die Unmündigkeit.
- Oder die Patienten lehnen die Krankheit total ab, verschließen vor ihr die Augen und verhalten sich gegen

die trotzdem auftretenden Krankheitsfolgen hasserfüllt und masochistisch.

- Oder die Patienten besinnen sich, fassen sich ein Herz und beginnen immer aufrechter in die Eigenverantwortung zu treten und der Krankheit die Stirn zu bieten.

Eine schwere Krankheit ist wie ein feindliches Heer, das ein friedliches Land mit Krieg überzieht und so das Leben des Staates und der Einwohner bedroht. Versetzen wir uns in die Zeit des Mittelalters, ein König herrscht in Frieden über ein kleines Herrschaftsgebiet. Alles geht seinen gewohnten gleichmäßig fließenden Gang, bis eines Tages ein mächtiger Nachbar mit einer gewaltigen Streitmacht aus nichtigem Vorwand in das Grenzgebiet einmarschiert. Jetzt herrscht Aufregung am Königshof und der Feind nähert sich in bedrohlicher Eile. Man ist in keiner Weise auf einen Krieg vorbereitet. Was wird der König jetzt anstellen? Er kann sich kampflos ergeben, wenn er die Verteidigung seines Landes für aussichtslos hält. Dann wird er zum Vasallen eines mächtigen Fürsten. Er hat auch die Möglichkeit, sich um einen tüchtigen Feldherrn bemühen und den findet er auch. Der erfahrene Militär bringt eine erkleckliche Anzahl an Söldnern mit, aber nun hat der König immer noch etwas zu beachten: Er muss stets zusammen mit dem Feldherrn planen und kämpfen. Sonst läuft er wiederum Gefahr, sein Reich an diesen zu verspielen. Dann wäre er genauso Untertan eines Mächtigeren. Der König hat alles wohl erwogen: Er gewinnt einen tüchtigen Heerführer, verpflichtet eine ausreichende Mannschaft von Legionären. Er ermutigt seine Untertanen und die meisten kämpfen mit. Die Zaghaften feuert er an und die Feigen verjagt er. Die Familien nimmt er zur Sicherheit in die Festung. Er bringt sein Reich an allen Ecken und Enden in Ordnung, alle stehen hinter ihm – im letzten Augenblick. Der Feind steht schon vor der Festung und der König tritt zur Schlacht an. Der Kampf wogt wochenlang hin und her, aber letzten Endes behält der König mit seinem Befehlshaber die Oberhand: Er siegt. Sein Land ist wieder befriedet und der Feind zieht sich geschlagen zurück. Der König entlässt seinen Heerführer voll Dankbarkeit und beginnt sein Land wieder in Ruhe zu regieren.

So oder ähnlich läuft es wohl ab, wenn ein Mensch von einer schweren Krankheit befallen wird. Sie dringt unbeobachtet ein, wie ein mächtiger Feind. Aber, was dem Kranken nicht bewusst ist: Sein Körper kämpft und zwar sofort und verbissen. Der Mensch ist gespickt mit Abwehrzellen, verschiedensten Abwehrsäften und einem mächtigen Immunsystem, also einem starken Abwehrapparat. Dieser wehrt sich bis zum Letzten. Ein typisches Zeichen für eine gute Abwehr ist das Fieber und die Entzündung bei Befall mit einer Krankheit. Die Seele sollte sich am Körper ein Beispiel nehmen. Wie oft tut sie das wirklich? Leider viel zu selten! Denn es gibt, wie eben dargelegt, drei Möglichkeiten, als Kranker in die Irre zu tappen: Entweder man unterwirft sich dem Feind und wird nun ganz Opfer der Krankheit. Im zweiten Fall lässt man sich von seinem Feldherrn, dem behandelnden Arzt, entmündigen und im dritten Fall tut man so, als wäre kein Feind eingedrungen. Dies ist wohl der fatalste Fall, wie sich jedermann auszurechnen vermag. Das richtige Verhalten bestünde ausschließlich darin, sich der Krankheit bewusst zu stellen und gegen sie anzukämpfen, indem man innerlich in seinem Eigenen erstarkt, auch wenn einem dieses noch so schwer fällt.

Wie im ersten Abschnitt dargelegt, konnte sich das Ich vieler Menschen nie oder nur wenig entwickeln. Das Ausmaß der innersten Erkrankung ist natürlich bei den Einzelnen ganz unterschiedlich. Nehmen wir den ärgsten Fall:

Das Ich ist verkümmert, aber: Etwas von einem Selbst ist immer noch da! Man muss nur danach suchen. Was begegnet uns vorerst an seiner Stelle? Ein Bündel von Rollen, ein gespalten wirkender Mensch. Da kein fühlbares Selbst vorhanden ist, kommt die Frage auf: Wer soll sich da auf die Füße stellen? Braucht so jemand nicht dringend Hilfe? Wer soll ihm denn helfen, hat er denn echte Freunde? Da sind dann vorerst einmal der Arzt, die Pfleger und Schwestern gefragt, aber auch alle Besucher, die den Patienten irgendwie ihr Mitgefühl signalisieren können. Das Problem ist, dass solche Patienten sich auf Grund ihrer innersten Erkrankung schwer tun, so ein Mitgefühl wirklich anzunehmen. Sie trauen ja niemandem so recht. Dennoch: Der einzige Weg, zum verschütteten Ich dieser Menschen vorzudringen, wäre die Liebe.

Kranke sollten sich gerade in ihrer scheinbar ausweglosen Situation darauf besinnen, was und wie und wer sie sind, so sie zu solchen Überlegungen nur irgendwie in der Lage sind. Schwer erkrankt kann man nicht gleich handeln, sondern ist für jede Hilfe dankbar. Deswegen müssen die Erkrankten trotzdem weder in der Krankheit willenlos aufgehen, noch sich einfach aufgeben. Auch wenn man passiv duldet und vieles über sich ergehen lassen muss, kann man doch immer wieder in sich hinein blicken, und darf sein Ich nicht überrollen lassen, sondern soll danach fahnden. Gerade in Not ruft so mancher: „Hilf mir Gott! Wenn es Dich gibt, lass mich Dich spüren, damit ich mich selbst finden kann. Fange mich mit Deiner Liebe auf und richte mich auf! Hast Du denn nicht gesagt, Du seiest „*gekommen, um zu suchen und zu retten, was verloren ist*“ (Lk 19, 10)? Ob man sich in der Lage fühlt, so oder ähnlich zu beten oder nicht, man sollte sich auf alle Fälle an jene wenden, zu denen man das meiste Vertrauen hat und sie um ihren Beistand bitten. Ohne Hilfe geht es einfach nicht! Man will einfach kein Opfer bleiben und dieser Aufschrei ist ein erstes Aufflackern eines Ich. So entdeckt man sich selbst. Die Grundvoraussetzung zum Selbst zu kommen ist die folgende: Als Kranker oder Leidender und auch als Sterbender darf man gegen sein Übel nie masochistisch klagend anrennen. Es ist unerlässlich, will man innerlich weiter kommen, sowohl eine schwere Erkrankung, als auch langes Leiden und erst recht das Sterben anzunehmen. Nur so hat das eigene Selbst eine Möglichkeit, hervorzukommen und zaghaft zu wachsen.

Kranke sind in ernstem Leiden in einer ähnlichen Situation, wie sie sich als kleine Kinder vorgefunden haben. Heute wie damals steht die große Versuchung der Unterwerfung an Mächtige vor ihnen. Heute wie einst stehen sie vor einer Weggabelung: Der eine Pfad, jener der Unterwerfung, führt zur Macht, der andere lenkt ins Leben. Der zur Macht wäre so bequem, es ist eine Unterwerfung, die sich so wohlig anfühlt. Die Entscheidung zum Leben ist beschwerlich, aber gerade die Krankheit erweist sich hier als die große Chance, umzudenken. Wenn man sich nun vom rechten Begleiter an der Hand nehmen lässt, kann man leichter ins Eigene gelangen – vielleicht sogar zum ersten Mal. Wer auch immer zusammen mit dem Arzt den Patienten weiter führt, dem Kranken steht ein langer Weg bevor. Auf alle Fälle wäre es sinnvoll und notwendig, der Arzt würde gleich von Beginn an auch hier die Weichen stellen. Er sollte als Erster und dies aber nur, wenn er spürt, dass der Kranke dafür wirklich bereit ist, diesem zu verstehen geben: An deiner Krankheit wird dein innerster Defekt offenbar und bittet um Heilung. Das ist der tiefe Schmerz, der dich bedrückt. Heilung besteht darin, dass du erkennst, wer du eigentlich bist, wo deine innere Einheit ist und wo du einmalig bist. Ohne diese tiefe Heilung ist die vordergründige Sanierung, so perfekt sie auch gelingen mag, nichts als Reparatur. Der Hauptakteur bleibt dabei allerdings immer der Kranke. Er muss lernen umzudenken, aber er muss sich auch helfen lassen und den Arzt ganz annehmen.

Noch einmal: Der Arzt sollte von Anfang an folgende Einstellung spüren lassen: „Steh auf und besinne dich deines Ichs. Wir gehen die Angelegenheit gemeinsam an. Sonst kann ich dir nicht helfen." Nur in Verbundenheit können Arzt und Patient am Weg zur Heilung weiterkommen. Dazu gehört der mündig werdende, in immer steigendem Maß für sich selbst verantwortliche Patient. Das heißt, der Patient wird am Weg zu sich nicht recht weiter kommen, wenn der Arzt nichts davon weiß und ihm dabei nicht behilflich ist. Natürlich muss der Kranke immer und überall die fachliche Kompetenz des Arztes respektieren, aber er ist trotzdem keine Marionette, sondern ein Mensch, der zustimmen kann und ablehnen darf – und dies unter Umständen auch muss. Die Einstellung, die zwischen beiden wachsen muss, ist das zunehmende gegenseitige Vertrauen. Dazu ist es natürlich wesentlich, dass der Patient im Letzten der Fachkompetenz des behandelnden Arztes vertraut. Das hat mit dem Einholen einer zweiten Meinung, die jedem guten Arzt nur recht sein kann, nichts zu tun. Aber, wenn man sich dann für diesen oder jenen einen behandelnden Arzt entschieden hat, muss diese Entscheidung fest befolgt werden. Das wesentliche Fundament, das nun trägt, ist die langsam wachsende eigene Verantwortung gepaart mit der vertrauensvollen Würdigung der Kunst des behandelnden Arztes, ohne Wenn und Aber. Beides braucht es, sonst kommt der Patient unweigerlich ins Straucheln und wird als Opfer seiner eigenen Kleingläubigkeit tief in der innersten Krankheit landen.

Was kann dem Kranken dabei helfen, in seine Verantwortung, die die Voraussetzung für die gelungene Arzt-

Patient-Beziehung ist, zu wachsen, sein verkümmertes Selbst, sein krankes Ich aufzubauen? In frischer Krankheit werden alte Wunden offen und sie schmerzen durch das schwere Ereignis erneut. Blickt man nun in seine Tiefen, dann tauchen dort die Verletzungen auf, aber nicht nur sie werden sichtbar, nein, auch die früheren Täter. Das können Eltern, Vorgesetzte, Geschwister, Verwandte, Erzieher, kurzum alle möglichen Mächtigen sein, die sich seinerzeit ihr verkümmertes Ich durch gewalttätiges Gebaren gegen die Kleinen aufbauten. Es wäre nun ganz verfehlt, sich mit diesen Figuren einzulassen. Die Wunden begännen wieder zu bluten und man würde neuerlich damit fortfahren, diese alten Gestalten zu hassen. Hass bindet und so würde man sich an Täter binden und sich wiederum in der innersten Krankheit festmachen. Genau dieser will man aber entrinnen. Daher ist es wichtig, das Alte stehen zu lassen und es hin und wieder aus Distanz zu beobachten. Man lasse sich aber auch nicht mehr von der Sichtweise der ehemaligen Täter beherrschen. Dies tun nämlich die meisten, obwohl sie die Figuren als solche hassen. Unbewusst übernimmt man deren Sichtweise und verachtet sich selbst, beschuldigt sich selbst und zerstört sich selbst. Hier wird wohl eine gezielte Therapie ansetzen müssen. Fürs Erste sollte man diese Figuren meiden und sich von ihnen in keiner Weise mehr das Leben vergällen lassen. Sie werden mit fortschreitender Heilung ohnedies immer kleiner und bedeutungsloser werden.

Nicht nur sie sollte man wegschieben! Niemand hat am Krankenbett etwas verloren, der beschuldigt, den Zeigefinger erhebt oder gar auf einen richtet. Genauso überflüssig und schädlich für Kranke sind halbgebildete Ratgeber und geltungssüchtige Besserwisser. Das sind alles Täter. Bei solchen Figuren müssen einem die Ärzte und ihre Helfer zur Seite stehen, um sich von ihnen zu befreien. Nur in

Ruhe und liebevoller Geborgenheit lassen sich neue Wege finden. Man denke dabei, um Trost zu finden, an die Geschichte vom Dattelkern und dem Stein.

„*Ein Wüstensohn wollte einen Dattelhain anlegen. Er legte Dattelkern um Dattelkern in den Sand, goss die eingegrabenen Kerne jeden Tag und wartete auf seine Pflänzchen. Aus Unachtsamkeit hatte er auf einen Kern einen Stein rollen lassen. Für den Keimling eigentlich eine ausweglose Situation. Doch dieser ließ sich nicht beirren. Er wuchs gegen den Stein an. Anfangs erfolglos, doch als der Spross dicker und fester wurde, begann er den Stein langsam zu heben. Letztendlich wurde er so groß, dass der Stein wegrollte. Aber durch die Kraft, die er über Jahre gewonnen hatte, wurde er zu einer Palme, die alle anderen Palmen bei weitem überragte.*“

Dieser Dattelkern war am Beginn seines Werdens aber eigentlich nichts anderes als ein wertloses Opfer!

Wie sollen die Kranken nun den Weg zu sich finden und wie ihn gehen? Vielleicht kann sich der eine oder andere an den Schritten der Anonymen Alkoholiker orientieren, deren sieben erste ich hier zitieren will:

Im 1. Schritt heißt es: „*Wir gaben zu, dass wir dem Alkohol gegenüber machtlos sind – und unser Leben nicht mehr meistern konnten.*“

Nun, man kann dies in Bezug auf die innerste Krankheit so modifizieren: „In der momentanen Erkrankung litten wir so, dass wir merkten, dass wir von einer tieferen Störung befallen sind, die unsere jetzige Erkrankung verschlimmert. Bei genauerem Hinsehen erkannten wir diese als einen inneren Zwang zur wahnhaften Nachahmung. Die innere Krankheit ist nämlich eine Sucht. Wir spürten, dass wir diesem Zwang alleine nicht gewachsen sind.“

2. Schritt: „*Wir kamen zu dem Glauben, dass eine*

Macht größer als wir selbst, uns unsere geistige Gesundheit wiedergeben kann."

3. Schritt: „*Wir fassten den Entschluss, unseren Willen und unser Leben der Sorge Gottes – wie wir ihn verstanden – anzuvertrauen.*"

4. Schritt: „*Wir machten eine furchtlose Inventur in unserem Inneren.*"

5. Schritt: „*Wir gaben Gott, uns selbst und einem anderen Menschen gegenüber unverhüllt unsere Fehler zu.*"

6. Schritt: „*Wir waren völlig bereit, all diese Charakterfehler von Gott beseitigen zu lassen.*"

7. Schritt: „*Demütig baten wir Ihn, unsere Mängel von uns zu nehmen.*"

Wenn man sich diese ersten 7 Schritte vor Augen führt, so sieht man, dass es Schritte sind, die man mit Hilfe Gottes, wie man Ihn eben versteht, und eines anderen Menschen, langsam angehen muss. Das Krankenlager ist sozusagen der Beginn und der Anlass, für den Rest des Weges braucht man sein übriges Leben.

Weitere wichtige Hilfen, die beim Befreien aus innerster Krankheit helfen und das Stehvermögen weiter verfestigen, sind nach der Übernahme der Verantwortung drei tragende Säulen:

- Dankbarkeit,
- Stärkung der eigenen kreativen Anlagen sowie
- soziale Kontakte und Versöhnung.

Der wesentliche Schritt in Krankheit ist die Zuwendung zum eigenen Ich, also eine Umkehr aus innerster Krankheit, die sich ja am Anderen orientiert. Der Kranke übernimmt selbst das Kommando, gemeinsam mit dem Arzt. Wenn der Kranke jetzt beginnt, mündig zu werden, folgen die Schritte der Dankbarkeit. Die innerste Krankheit basiert im Wesentlichen darauf, dass man sich zu kurz gekommen fühlt. Die Anderen seien einem stets vorgezogen worden und man will endlich einmal selbst dran kommen. Und dann kam dieser Schlag der Krankheit. Natürlich ist man dafür nicht dankbar, man war es nämlich überhaupt noch nie. Es bringt keinen Erfolg, wenn man sich mit einer derart verdrießlichen Stimmung direkt befasst und dagegen ankämpft, dann verstärkt man sie nur.

Nein, es ist viel sinnvoller, das in sich anzusehen, was gut ist oder war, und dafür zu danken. Man ist ohnedies viel allein und hat ausreichend Zeit nachzudenken. Bettlägerig und voller Angst, täte man gut daran, sein Leben Revue passieren zu lassen. Man könnte sich vielleicht so manches aufschreiben, was man in seinem Leben schon alles geschenkt bekommen hat. Und für jedes Geschenk sollte man seinem Urheber ausdrücklich danken, denn damit hebt man die guten Dinge, die einem verblieben sind, dankbar ins Bewusstsein. Danke, dass ich ins Leben gerufen wurde, danke für meine Eltern und Geschwister und Freunde und so fort. Wie viele liebe Menschen haben einem geholfen? Welch wunderbare Erlebnisse hat man gehabt? Man hat immer genug zu essen, hat einen Beruf, der einen freut und wenn nicht, so lebt man wenigstens davon. All das Gute und Schöne, das einem geschenkt wurde, kann man hier anführen und für jedes immer wieder Danke sagen. Man sollte auch dafür danken, dass einem im Gegensatz zu vielen Ländern eine gute Medizin zur Verfügung steht. Das wird einem in Erinnerung bleiben, dass man später nach der Krankheit, sich eine Hilfe für die Entwicklungsländer überlegt. Je weiter man mit Dankbarkeit kommt, desto eher wird man auch der Krankheit dankbar gegenüberstehen. Ist sie es doch, die das Ich erstarken lässt. Diese Gedanken lassen das Klägliche an der momentanen Situation zurücktreten.

Dank bringt Leben von sich her, weil es die Anderen, an denen man sich stets orientierte, in Dankbarkeit auslässt – man hat ja schon etwas erhalten – so bleibt man nicht enttäuscht an ihnen haften, um etwas zu bekommen, wie dies in innerster Erkrankung immer der Fall ist. Dies trifft auch auf jene dunklen Gestalten der Vergangenheit zu, die immer wieder aus dem Inneren herauf steigen. Wenn die Patienten auf dem Weg der Heilung schon weiter fortgeschritten sind, wird es vielen von ihnen sicher gut tun, sich im Umgang mit diesen „unheimlichen" Figuren psychotherapeutisch helfen zu lassen.

Nun kann man noch etwas machen: Man kann all seine Fähigkeiten und Kräfte mobilisieren, um der Zerstörungskraft der Krankheit ein Gegengewicht zu schaffen. Je mehr Quellen an Lebendigkeit den Kranken einfallen, desto stärker werden sie gegenüber dem kranken Teil ihres Wesens. Alles, was einen freut, soll man tun, besonders wenn es kreativ ist. Malen und zeichnen, lesen und schreiben, Musik spielen oder hören, die Natur vor dem Fenster genießen, sofern dies alles die Krankheit zulässt. Patienten werden schneller gesund, wenn vor ihrem Fenster ein Baum steht.

Mit am wichtigsten ist aber für den Kranken, wie er mit anderen Menschen umgeht. Patienten sollten sich keinesfalls abkapseln, sondern Kontakte erneuern und neue suchen. Es ist wichtig, sich nicht in Verschlossenheit und Einsamkeit der innersten Erkrankung zu ergeben! Wenn Kranke beginnen, sich ihren Mitmenschen gegenüber zu öffnen, entdecken sie Schritt für Schritt, dass es sich mit dem einen oder anderen Gegenüber etwas spießt. Irgendetwas blockiert die Beziehung. Man redet oberflächliches Zeug, erzählt böse Geschichten über gemeinsame Bekannte und wartet eigentlich darauf, wieder allein zu sein. Wenn dieser Besucher einen verlassen hat, bleibt ein bitterer Nachgeschmack. Da sollte ich mir dann überlegen, was in der Vergangenheit zwischen ihm und mir schon vorgefallen ist. Oft tauchen dabei Missverständnisse oder Zänkereien oder Lügen im Gedächtnis auf. Vielleicht hat man ihm etwas angetan und das muss irgendwie heraus. Vielleicht kommt man beim nächsten Besuch mit „Ich habe dir etwas angetan. Erinnere dich, es war damals an jenem Ort und das ist passiert. Es tut mir leid." zu einer Aussprache und Versöhnung. Versöhnung ist das Zusammenführen von Gespaltenem. Grundvoraussetzung dafür, dass man sich versöhnt, ist immer das eigene Eingeständnis, selbst ein Täter zu sein. „Ich war es und ich bin es und ich ändere mich ganz bewusst." Diesen Satz kann aber nur ein Mensch sprechen, der sich bereits geliebt fühlt! Das ist schon der halbe Weg zum eigenen Selbst, der anfangs enorm schwerfällt. Der andere kann sich dann anschließen. Es geht aber nicht nur um Versöhnung mit anderen Menschen, wichtiger ist die Aussöhnung mit sich und seinem Körper. Auf dieses für Heilung grundlegende Verhalten wird in Punkt 3 des folgenden Kapitels genau eingegangen.

Fehlhaltungen von Kranken

1. Wenn Kranke sich klagend und kampflos der Krankheit unterwerfen, dann fallen sie selbst der eigenen Abwehr in den Rücken. Die Krankheit bestimmt von nun an das Leben dieser Kranken, wie sie selbst sich vorher in den Armen eines übermächtigen Anderen befanden. Sie bleiben Sklaven im eigenen Haus und niemand kann ihnen helfen. Wird ein Übel beseitigt, treten zwei neue auf. Man droht sich umzubringen. Die Ärzte seien unfähig, die Medikamente unwirksam, operieren ließen sie sich nur

im äußersten Notfall, aber sie nützen ihren Herrn, die Krankheit, aus, wo sie nur können. Mit ihr lässt sich unbekümmert Macht ausüben: Die Familie wird beherrscht, der Hausarzt zur Verzweiflung gebracht, das Sozialsystem nach Kräften ausgenützt. Man nennt dies den sekundären Krankheitsgewinn. Als Sklaven der Krankheit sind sie Masochisten, als Beherrscher ihrer Umgebung Sadisten. Feindliche Geschwister sind sie allemal: Niemandem geht es so schlecht wie ihnen. Wenn wem eine Kur zustünde, dann ihnen. Der Antrag auf Rehabilitation wurde abgewiesen, was für eine Unverschämtheit! Wer wüsste denn, wie viel mehr als alle Anderen sie zu leiden hätten?

2. Und nun zum zweiten Weg, dem Gang in die Entmündigung: Von der Gewalt der Krankheit getroffen fühlen sich diese Patienten als unschuldige Opfer. Sie wollen aber im Gegensatz zur ersten Gruppe, die sich komplett dem Leiden ergibt, der Krankheit entkommen. Auf eigenen Füssen wollen sie aber auch nicht stehen, also legen sie sich und ihr Schicksal wie ein kleines Kind, also völlig willenlos, in die Hände des Arztes. Der Arzt wird als der übermächtige Partner in der Krankheit betrachtet, der allein in der Lage sei – wenn man ihn günstig stimme – den Kranken aus den Klauen des Bösen zu befreien. Bei ihnen ist der mächtige Andere, an den sie sich (= masochistisch) anklammern, der behandelnde Arzt (natürlich nur in ihrer wahnhaften Vorstellung!). Diese Einstellung hätte fatale Folgen, wenn der Patient an einen geriete, der sich als Heiler bestätigen wollte, also an einen pharmakos. Der würde nämlich diese totale Hingabe annehmen und ausnützen, die Zwei entsprächen einander als Täter und Opfer glänzend. Dann blieben beide in innerster Krankheit stecken und würden aneinander geheftet noch tiefer in den nachahmenden Wahn sinken. Solche Patienten

werden von ihrem pharmakos, so es einigermaßen gut geht, auf diese Art und Weise höchstens repariert. Mehr kann da nicht passieren. Bloß reparierte Menschen, die nicht geheilt sind, werden immer wieder ängstlich ihren Organismus wie eine Maschine begutachten, ob die Reparatur wohl hält. Sie werden die Behandlung dauernd fortsetzen, ständig in sich hinein horchen, ob da oder dort etwas nicht stimmt und können so nie wirklich von ihrer Krankheit loskommen.

Genau das Festhalten am Arzt und der Erkrankung hindert sie aber daran, in die eigenen Tiefen zu dringen, um die Wurzeln ihres innersten Leidens zu sehen. Je wahnhafter einer sich verhält, desto weniger ist er in der Lage sich so zu sehen, wie er innerlich wirklich ist. Das ist auch einleuchtend, die innerste Krankheit zerstört ja durch ihr Festhalten am mächtigen Anderen, hier am pharmakos und der vordergründigen Krankheit, eine Entwicklung des eigenen Selbst. Auf diese Weise kommt kein Ich zustande, das sich selbst beobachten könnte. Eine derartige Haltung blockiert und fesselt. Was in dieser kranken Welt aber immer eintritt, ist die Enttäuschung. Denn alles, was ich vom Anderen erwarte, was von außen kommt, ist unbefriedigend. Der Mensch kann nun einmal sein Heil nur in sich selbst finden. Der Patient wird also trotz verschiedener Reparaturen nie zufrieden sein. Nachdem der Arzt alle Sorge übernommen hat und ihm sozusagen versprochen hat, dass eine komplette Wiederherstellung gegeben ist, wird im Falle, dass dies nicht eintritt, dieser zur Rechenschaft gezogen.

3. Eine dritte Irrtumsmöglichkeit ist die Ablehnung der Krankheit, bei der der Körper als Feind betrachtet wird. Es gibt eine nicht unerhebliche Zahl an Erkrankten, die ihre Diagnosen einfach als etwas völlig Unpas-

sendes ablehnen und ignorieren. Hierher gehört eine Fülle von Zuckerkranken, die ihr Leiden als etwas ansehen, das ihnen nicht gebührt. Sie halten sich weder an Medikamenten- noch an Diätvorschriften. Wenn bei ihnen durch dieses Verhalten Geschwüre an den Beinen aufbrechen, oder manche Zehen blauschwarz werden, geben sie sich erstaunt und beschuldigen die Ärzte. Zu dieser Gruppe zählen auch Hochdruckkranke, welche die Tabletten als überflüssigen Plunder bezeichnen, bis der Schlaganfall sie ins Elend wirft, über das erst recht gehadert wird. Diese Krankheitsverweigerer sind auf den kranken Körper böse und beleidigt und strafen ihn in ihrer infantilen Mentalität, indem sie seine Erfordernisse ignorieren. Er hat sie ja auch im Stich gelassen und sie erweitern nur zu gerne diesen Hass über ihren Körper hinaus auf den behandelnden Arzt und die übrigen Betreuer und die medizinischen Behandlungsgeräte, kurzum auf alles, was irgendwie mit dieser Krankheit zu tun hat.

Der Neurowissenschaftler Ramachandran berichtet in „Die blinde Frau, die sehen kann“ von Menschen, die einen Schlaganfall der rechten Großhirnhälfte durchgemacht hatten. Unter ihnen gibt es einige, die die folgende Lähmung ihrer linken Körperhälfte einfach nicht zur Kenntnis nehmen. Sie leben dabei in einem undurchdringlichen Wahn. *„Die extremste Wahnvorstellung“*, berichtet Dr. Ramachandran, *„die mir je zu Ohren gekommen ist, hat Oliver Sacks beschrieben. Es ging um einen Mann, der nachts ständig aus dem Bett fiel. Jedes Mal, wenn er auf den Fußboden krachte, hievten ihn Schwestern und Pfleger wieder ins Bett, worauf sie wenige Augenblicke später erneut einen dumpfen Aufschlag hörten. Nachdem dies mehrfach passiert war, fragte Dr. Sacks den Mann, warum er fortwährend aus dem Bett rolle. Der Mann blickte ihn mit schreckgeweiteten Augen an und* *sagte: „Diese Medizinstudenten haben mir einen Leichenarm ins Bett gelegt, Herr Doktor, und nun versuche ich ihn Nacht für Nacht loszuwerden!" Weil er nicht zugeben wollte, dass die gelähmte Gliedmaße zu ihm gehörte, fiel der Mann jedes Mal auf den Fußboden, wenn er versuchte, sie fortzuschieben."*

(V. S. RAMACHANDRAN, S. BLAKESLEE. Die blinde Frau, die sehen kann. S. 237/238)

Zugegeben, dieses Beispiel ist extrem, aber es soll klar machen, dass Menschen sehr oft keinen echten Kontakt mit ihrem Körper besitzen. Ich selbst kannte einen älteren Mann, der ein größeres Geschwür am Bein einfach nicht zur Kenntnis nahm, während eine Frau einen fortgeschrittenen Brustkrebs ignorierte, obwohl die Brust schon total entstellt war. Wie man vom Masochismus nur geheilt werden kann, wenn man sich von seinem Hass auf den bösen Mächtigen abwendet und zu erkennen beginnt, dass hinter dem verwünschten Anderen ein normaler Mensch verborgen ist, so sollte dies auch hier sein. Ein kranker Körper ist nichts Böses, er ist ein Zeichen dafür, dass wir vergänglich und verletzbar sind. Es ist für Heilung unerlässlich, sich mit seinem Körper auszusöhnen. Es braucht versöhnliche Schritte: Versöhnung mit der Krankheit, Versöhnung mit dem Arzt und Versöhnung mit dem Körper.

Ein befreundeter Psychiater erzählte mir folgende Geschichte: *„Einer Frau wurde bei einem Unfall eine Hand zertrümmert. Die Unglückliche wurde in das zuständige Unfallkrankenhaus eingeliefert und so erfolgreich operiert, dass die Hand gerettet wurde und einen Großteil ihrer Tätigkeiten wieder ausführen konnte. Die Nerven funktionierten, die Blutgefäße auch. Alle waren glücklich und zufrieden. Da begannen eines Tages Mittel- und Ringfinger der operierten Hand die Farbe von weiß auf blau* *zu verändern. Es sah so aus, als würden die beiden Finger absterben. Aber das konnte doch nicht sein. Waren doch Durchblutung und nervliche Versorgung in Ordnung. Die Unfallchirurgen waren ratlos und zogen jenen Psychosomatiker bei, der mir diese Geschichte erzählt hat. Dieser führte mit der Patientin dem Sinn nach etwa folgendes Gespräch: ‚Versuchen Sie sich zu erinnern: Als sie in den Operationssaal gefahren wurden, haben Sie sich da von Ihrer Hand verabschiedet?' ‚Natürlich,' war die Antwort, ‚ich dachte mir, die Hand sieht so zerstört aus, die sehe ich nie wieder.' ‚Gut,' meinte der Arzt, ‚dann begrüßen Sie Ihre Hand. Reden Sie mit ihr. Teilen Sie ihr mit, dass Sie sich freuen, dass sie wieder hergestellt ist, usw. Und das wiederholen sie oft.' Langer Rede kurzer Sinn: Die verfärbten Finger gewannen ihre normale Farbe zurück. Die Patientin wurde geheilt entlassen."*

So ist es in Krankheit wesentlich, den Körper bewusst mit Hilfe von freundlichen Gedanken anzunehmen, mit seiner eigenen Haut zu reden und auf all seine einzelnen Körperteile bewusst und liebevoll einzugehen. Je mehr man in innerer Krankheit gefesselt ist, desto mehr hasst man alles, was mit seiner Krankheit zu tun hat. Je heiler, desto geduldiger erträgt man sein Missgeschick. Wenn man in Verzweiflung den kranken Körper verflucht, so trennt man sich von ihm. Man teilt sich auf und ist kein voller Mensch mehr. Beginnt man hingegen den eigenen Körper Schritt für Schritt anzuerkennen, mit ihm geistigen Kontakt aufzunehmen, dann verwandelt man den Körper in einen vergeistigten Körper, in einen Leib. Ein abgetrennter Körper ist einem eine Last, ein Leib eine Hilfe. Wie weit man da gediehen ist und einer Heilung näher kommt, kann man in der eigenen Sexualität erleben. Sexualität ist nur dann schön und ein tiefes Erlebnis, wenn sie den gesamten Menschen erfasst. Dazu muss der Körper aber ein Leib sein. Menschen, die ihren Körper nicht durchgeistigt haben, sind zu echter Sexualität unfähig. Denn bei ihnen begegnete nur ein abgespaltener Körper einem anderen abgespaltenen Körper. Man wartet auf Lustgewinn, aber die Seele durchdringt das Geschehen nicht. Das Resultat ist reinste Frustration.

Ein anderes typisches Beispiel für eine abnorme Einstellung zum eigenen Körper sind Menschen, die sich einer Schönheitsoperation unterziehen. Ich meine hier natürlich nicht jene Unglücklichen, die einen entstellenden Körperteil oder hässliche Narben oder ähnliche Defekte operieren lassen. Die plastische Chirurgie ist für diese stark beeinträchtigten Menschen auf alle Fälle ein Segen. Nein, gemeint sind solche, die mit ihrem Aussehen nicht zufrieden sind und ständig an sich herumschnipseln lassen. Sie wollen schöner werden, schließlich machen es ja die Anderen auch (welch klare Aussage, dass man sich mitten in der innersten Krankheit mit ihrer wahnhaften Nachahmung befindet!), und stoßen zu ihrem Unglück auf jene wenigen Vertreter der Schönheitschirurgie, die ihre Kunst mit ähnlichen Slogans wie „Kommt alle zu mir. Siehe, ich schaffe alles neu, ich werde euch schön machen!“ anpreisen. Dieses Verhalten ist gefährlich, denn es lockt Patienten mit falschen Hoffnungen an. Dabei übersehen solche Schönheitsproduzenten die wirkliche Not der Patienten. Ein Mensch, der eine Schönheitsoperation über sich ergehen lassen will, lehnt seinen Körper ab. Er fühlt sich persönlich hässlich oder er empfindet sich in den Augen seines Partners oder der übrigen Menschen abstoßend. Es liegt also eigentlich eine seelische Not vor.

Bevor man zum Messer greift, sollte man mit diesen Unglücklichen ausführliche und einfühlsame Gespräche führen. Gerade jene, die sich gewaltsam ein anderes Aussehen verschaffen wollen, sind offensichtlich der wahnhaften Nachahmung verfallen und glauben, durch ein anderes Image eine neue und bessere Position in ihrer Gesellschaft einzunehmen. Sehr oft handelt es sich dabei um eine gehobenere Stellung gegenüber dem Partner oder dem möglichen Partner, von dem man sich nicht mehr geliebt fühlt und dessen Liebe man neuerlich entfachen will. Man möchte für ihn wieder auf einem Sockel stehen und begehrt werden. Nur lässt sich echte Liebe durch verändertes Aussehen oder eine erhabene Position wohl kaum erringen, denn Liebe wurzelt in einer personalen Begegnung. So etwas ist aber in der Welt wahnhaften Nachahmens gar nicht möglich. Hier ist ja zu wenig von einem Ich vorhanden, das für eine Beziehung die Voraussetzung wäre. Schönheitschirurgen sollten aus diesem Grund unbedingt eine psychotherapeutische Ausbildung anstreben und sich mit den Phänomenen des wahnhaften Nachahmens und der Kreisbildung vertraut machen, um die Patienten entsprechend führen zu können. Erst als letzte Möglichkeit bliebe dann eine Operation, die aber immer noch eine fragliche Angelegenheit wäre. Ich meine, dass Schönheitschirurgie in vielen Fällen die Menschen nicht nur krank macht, weil das Resultat nicht so ist, wie man es sich erwartet hat. Es kommt noch hinzu, dass der Chirurg den Wahn, von außen her den eigenen Wert zu gewinnen, unterstützt und daher den Menschen von seinem echten Selbst noch weiter wegführt und seine Beziehungsfähigkeit zunehmend schwächt. Wenn, wie ich höre, eine Frau von ihrem Mann eine Brustoperation zu Weihnachten geschenkt bekommt, so ist die Durchführung dieser Operation sicher nicht die Lösung ihres Problems.

Dazu kommt noch, dass, wenn die Operation durchgeführt wird, der Begriff „schön“ vom Patienten vollkommen anders verstanden wird als von den Ärzten. Ärzte sind glücklich, wenn alles technisch perfekt abläuft und ohne sichtbare Narben abheilt. Das ist für den Patienten hingegen selbstverständlich, er will durch die Operation einfach schöner und begehrenswerter werden. In vielen Fällen sind die Patienten enttäuscht und es kommt möglicherweise zu Klagen wegen eines falschen Ergebnisses, das so nicht vereinbart war. Der Schönheitschirurg begibt sich also dadurch, dass er sich anbiedert, automatisch in die Rolle des pharmakos, der irgendwann einmal über die Klippen gestürzt wird.

Die einzig sinnvolle Lösung dieses Problems wäre es, die Patienten dazu zu bringen, sich ihrer kranken Seele und auch ihrem Körper liebevoll zuzuwenden. Sie sollten sich beibringen lassen, wie man schrittweise auf seinen Körper zugehen und ihn wohlwollend annehmen kann. Über die Brücke des Körpers käme man dann schrittweise zur Liebe zu sich selbst. Durch diese Liebe zu sich könnte man die Blume in sich, die man im eigenen Keller unter dem Gerümpel findet, langsam zum Wachsen und zum Blühen bringen. So wird den Betroffenen immer bewusster, dass ihr Körper nicht krank ist, sondern ihre Seele, die den Körper missverstanden hat.

4. Der vierte Irrweg dreht sich um Schuld und Sühne. Viele Menschen sehen in ihrer Erkrankung eine Strafe, andere wiederum machen Gott Vorwürfe dafür, dass sie erkrankt sind. So wenig sie sonst darüber nachdenken, ob es einen Gott gibt und ob dieser etwas mit ihrem Leben zu tun hat, im Augenblick eines Leidens ziehen sie ihn nur zu gerne zur Verantwortung. Nun, aus den biblischen Darstellungen wissen wir, dass Gott nicht straft. Wir wissen vielmehr, dass Jesus gekommen ist, um zu heilen. Dieses „sich von Gott gestraft fühlen“ entspringt auf alle Fälle einem Irrtum. Die Vorstellung, Krankheit sei eine Strafe,

kommt aus dem Opferkultdenken. Die Pest war für viele, auch für Christen (!) eine Strafe, die ein böser Gott der Menschheit wegen ihrer Sünden geschickt hatte. Als Aids ausbrach, gab es genügend Stimmen, die behaupteten, dies sei die Strafe Gottes für die Homosexuellen. Im Gegensatz zu diesen Ansichten, die bis heute durch die Köpfe mancher Menschen geistern, liest man im zweiten Korintherbrief: *„Ja, Gott war es, der in Christus die Welt mit sich versöhnt hat, indem er den Menschen ihre Verfehlungen nicht anrechnete.“* (2 Kor 5, 19)

Man findet bei vielen Patienten merkwürdige Vorstellungen, die von Sünde und Schuld sprechen, dabei handelt sich um eine Art Religion der Gesundheit[12]. Wie ein Teil der Wirtschaft zur Religion des Konsumierens entartet ist, so ist die Medizin in den Köpfen vieler zur Konfession der Gesundheit geworden. Man wird verpflichtet, gesund zu sein. Wenn Menschen erkranken, weil sie sich an die Maximen der Gesundheitsapostel (man beachte das Wort „Apostel“) nicht halten, werden sie zu Sündern deklariert. Man wird moralisch dazu verpflichtet, Vorsorgemedizin zu betreiben. Ab einem Alter von vierzig Jahren muss man sogar jährlich einen Check-up durchführen, wie dies ja auch beim Auto der Fall ist. Man muss sich fit halten und intensiv Sport betreiben. Nicht, dass ich regelmäßige Bewegung für etwas Schlechtes hielte. Im Gegenteil, sie ist nützlich! Es sollte jedoch kein Zwang nach Art einer religiösen Verpflichtung dahinter stehen, dass man seinen Körper ständig „auf Vordermann“ zu bringen hat. Früher war es vorgeschrieben, regelmäßig in die Kirche zu gehen. Heute ist es Pflicht, abzuspecken, zu laufen, ins Fitness-Studio zu gehen und sich körperlich nicht gehen zu lassen. Es handelt sich dabei um eine äußerst primitive Religi-

12 Ein ausgezeichnetes Buch über diese Religion der Gesundheit ist „Lebenslust“, verfasst vom Psychotherapeuten Manfred Lütz.

on, die über viele Zwangsmechanismen verfügt. Es heißt „ich habe gesündigt", wenn eine hübsche, rundliche Frau Süßigkeiten genascht hat. Dicke werden als chronische Übeltäter scheel angesehen und Raucher ausgeschlossen. Dahinter steht dasselbe infantile Denken wie in der modernen Wirtschaft. In ihr heißt es: „Deine Pflicht ist es zu konsumieren." Hier hingegen lautet das Gesetz: „Halte dich gesund! Du hast die Pflicht dazu, sonst verlierst du deine Kaufkraft." Das wird untermauert von einer Werbung, die ständig den schlanken, ewig jungen Körper betont, der permanent getrimmt werden muss. Alle zusammen vergessen eine elementare Tatsache: Wir alle werden älter und sollten dabei reifer und weiser werden. Die Werbung unterschlägt uns diese Wahrheit und will uns zu durchtrainierten, nie älter werdenden dünnen Menschlingen machen. Warum spricht denn niemand von unserer geistigen Fitness? Warum verschweigt man uns, dass wir innerlich wachsen sollten?

In diesem Zusammenhang möchte ich Christopher Lasch zitieren: *„Die Ärzte haben die regelmäßige Generaluntersuchung – eine Untersuchung, die wiederum mit Kameras und anderen Aufzeichnungsinstrumenten durchgeführt wird – eingeführt und ihren Patienten die Vorstellung eingepflanzt, dass die Gesundheit von ewiger Wachsamkeit und Frühentdeckung von Krankheiten abhängt, wie die medizinische Technologie sie erfasst. Der Patient fühlt sich erst wieder sicher, wenn seine Röntgenbilder ihm einen ‚klaren Gesundheitsbefund' bestätigen.*

Medizin und Psychiatrie – ganz allgemein die therapeutische Orientierung und Sensibilität, die in der modernen Gesellschaft um sich greift – verstärken das von anderen kulturellen Einflüssen geschaffene Verhaltensmuster; das Individuum prüft sich unentwegt, ob es bei ihm Anzeichen von Alter und Krankheit, verräterischen Symptomen von seelischem Stress, Makel und Mängel gibt, die seine Anziehungskraft mindern könnten; oder ob sich umgekehrt beruhigende Hinweise erkennen lassen, dass sein Leben programmgemäß verläuft. Die moderne Medizin hat die Seuchen und Epidemien besiegt, die das Leben früher gefährdeten, nur um neue Arten von Unsicherheit zu schaffen." (C. Lasch. Das Zeitalter des Narzissmus. S. 67)

Es ist sehr sinnvoll, wenn wir uns vernünftig ernähren und wenn wir regelmäßig Bewegung in der Natur machen. Auf der anderen Seite bleiben wir keine unendlich jugendlichen „Tiere", wir sind Geistwesen. Gerade die Illusion ewiger Jugend mit ihren Auswüchsen von Anti-Aging und Bottox-Parties ist ein direktes Ergebnis unserer innersten Erkrankung. Diese Einstellung übt auf ihre Opfer den typischen Zwang einer Götzenreligion aus, wie es bei allen anderen Sekten auch der Fall ist. Es handelt sich somit wiederum um eine kreisförmige Gesellschaft, und diese Mentalität kann mit echter Krankheit natürlich nichts anfangen. Sie drängt auf baldige, möglichst perfekte Reparatur – und genau hierbei sollte der Patient nachdenklich werden. Zeigt ihm nicht die seelische Not in der jetzigen Erkrankung, dass er durch diesen übertriebenen Körperkult das Wesentliche übersieht, nämlich das Wachsen und Leben seiner Seele?! Gerade jetzt am Krankenlager kann er beginnen, mehr darüber nachzudenken.

5. Die fünfte Fehlhaltung betrifft die Kranken und ihre Angehörigen. Wie oben bereits betont, findet der Patient zu sich selbst, wenn er etwas zugibt, das er einem anderen angetan hat. Er festigt sich auf diese Weise als verantwortliches Subjekt. Dieses selbstbewusste Verhalten ist besonders gegenüber jenen Menschen zu betonen, für die man quasi „nichts kann", nämlich den Verwandten und nahen

Angehörigen. Befragt meinen die meisten, sie hätten mit ihrer Familie kaum Probleme. Erinnert man sie aber dann an die letzte Hochzeit, das vorjährige Familientreffen und, wenn es so etwas gibt, an die letzte Erbschaft, dann tauchen die Ungeheuer aus der Tiefe auf. Wie alle Bösen sind diese Monster nichts anderes als von der wahnhaften Nachahmung verdreht gesehene Andere, die uns, so glauben wir, irgendetwas voraus haben oder vorenthalten oder uns verletzt haben. Geht man den gemiedenen Menschen, also den gestörten Beziehungen, auf den Grund, so landet man immer bei Modellen der innersten Krankheit. Diese gilt es zu erhellen und zu klären, denn nichts schädigt den Menschen mehr als unversöhnte Hass-Beziehungen. Hass kettet aneinander, das kann man leicht bei sich selbst feststellen. Wird man danach gefragt, wer einem wann etwas Gutes getan habe, muss man meist lange nachdenken, bis einem einige Wohltaten und Wohltäter einfallen. Zielt die Frage allerdings auf jene, die einem Böses zugefügt haben, so kommt die Antwort prompt. Die Verletzung sitzt viel stärker im Bewusstsein als die Wohltat, denn hier ist der stark bindende Hass am Werk! Genau bei dieser Haltung sollte Versöhnung passieren, auch wenn es schwerfällt. Aussöhnung ist immer die Behebung von Spaltung, sie ist ein wesentlicher Faktor, um sein Selbst zu stärken. Die nahen Angehörigen sind jene, die uns sozusagen vorgegeben sind, unsere Hausaufgabe in Bezug auf Versöhnung. Wir können Vermittler einspannen oder den einen oder anderen zu einem Krankenbesuch bei uns bewegen. Wenn uns ein versöhnender Schritt gelingt, schmerzt die Wunde schon weniger.

Trotzdem muss man es den Kranken überlassen, welche Besuche sie wünschen und zu welchen Zeiten – und welche eher nicht. Gerade als Erkrankter sollte man sich tunlichst mit Menschen umgeben, die einem gut tun, dabei sollte und könnte die behandelnde Mannschaft mithelfen. Am besten, der Kranke findet eine Bezugsperson, mit der er besprechen kann, welche Menschen kommen sollen und welche nicht, mit welchen es wichtig wäre, sich zu versöhnen und welche wiederum nur die Heilung verzögern.

Auch Ärzte sollten den Umgang mit den Angehörigen der Kranken fördern, selbst immer wieder mit ihnen sprechen und die gegenseitige Kommunikation in der Familie anregen. Damit geht es nicht nur dem Kranken besser, auch die Ärzte gewinnen Menschen, die ihnen helfen, die heilende Situation eher zu finden, Inseln der Ruhe für die Kranken aufzubauen, und ihnen und dem Pflegepersonal in brenzligen Situationen zur Seite stehen. Angehörige gehören zugezogen, wenn dies dem Kranken nicht zuwiderläuft. Man muss sie dabei sehr ernst nehmen. Bei allen wesentlichen Gesprächen, in denen es um Entscheidungen für oder gegen ein diagnostisches Verfahren oder die eine oder andere Therapie geht, sollte man, so der Patient zustimmt, einen nahen Angehörigen hinzuziehen. Das macht Gemeinschaft und fördert so die Heilung. Wie bei vielen Spontanheilungen gezeigt werden kann, spielen bei diesen nämlich neben dem Glauben auch die guten sozialen Beziehungen eine ganz wesentliche Rolle.

6. Auch Promi-Patienten neigen dazu, sich auf Irrwege zu begeben. Unter so genannten Promi-Patienten verstehe ich Menschen, die sich ihres Selbst nicht bewusst sind und auch nicht in menschlicher Kompetenz fest dastehen, sondern ihre Lebensberechtigung daraus schöpfen, in den Augen der Anderen ein Ansehen zu genießen und etwas darzustellen. Dies kann ein Mensch in gehobener beruflicher Position sein, es mag sich um einen Fernsehstar oder eine gesellschaftliche Größe oder einen Sportler, einen Wirtschaftsboss oder den Sekretär eines Staats-

mannes handeln. Es sind immer solche, die glauben, ihre Stellung in einem Kreis mache sie zu etwas Besonderem. Es sind daher armselige Zeitgenossen, die sich innerlich leer fühlen und daher so viel Aufheben um ihre Person machen müssen, damit man sie ja nicht übersieht. Dadurch, so meinen sie, könnten sie Macht erleben und auf diese Weise Leben erlangen.

Es soll hier nicht die Rede von jenen sein, die jahrelang eine Zusatzversicherung einzahlen, um dann im Krankheitsfall in einem Einzelzimmer mit gewissen Privilegien zu liegen. Zu diesen Privilegien gehört nicht, dass man von einem bestimmten Arzt eigener Wahl behandelt wird. Dieses „Vorrecht" steht nämlich in guten Krankenhäusern allen Patienten zu! Die Rede ist hier von einem besonderen Zusatzaufwand und dem bizarrem Theater, das um Promi-Patienten bisweilen inszeniert wird und nach dem diese auch oft verlangen. Ich will auf das genaue Drumherum gar nicht eingehen und in diesem Zusammenhang nur betonen, dass das Promi-Unwesen ein direktes Symptom für das Vorliegen der innersten Erkrankung, sowohl der Promis selbst als auch derjenigen ist, die da mitwirken. Dabei besäßen gerade diese Patienten in der Krankheit die einmalige Chance, umzudenken und sich auf den langen Weg zu einer Heilung aus dieser fundamentalen Störung zu begeben.

Eine köstliche Geschichte eines solchen Promi-Patienten und seiner Heilung von innerster Krankheit erzählt das Alte Testament: *„Naaman, der Feldherr des Königs von Aram* (das biblische Aram entspricht in etwa dem heutigen Syrien), *galt viel bei seinem Herrn und war sehr angesehen; denn durch ihn hatte der Herr den Aramäern den Sieg verliehen. Der Mann war tapfer, aber an Aussatz* (in der Bibel werden alle schwereren Hauterkrankungen als Aussatz bezeichnet) *erkrankt. Nun hatten die Aramä-*

er bei einem Streifzug ein junges Mädchen aus dem Land Israel verschleppt. Es war in den Dienst Naamans gekommen. Es sagte zu seiner Herrin: ‚Wäre mein Herr doch bei dem Propheten in Samaria! Er würde seinen Aussatz heilen.' Naaman ging zu seinem Herrn und meldete ihm: ‚Das und das hat das Mädchen aus Israel gesagt.' Der König von Aram antwortete: ‚So geh doch hin; ich werde dir ein Schreiben an den König von Israel mitgeben.' Naaman machte sich auf den Weg. Er nahm zehn Talente Silber, sechstausend Schekel Gold und zehn Festkleider mit und überbrachte dem König von Israel das Schreiben. Es hatte folgenden Inhalt: ‚Wenn jetzt dieser Brief zu dir gelangt, so wisse: Ich habe meinen Knecht Naaman zu dir geschickt, damit du seinen Aussatz heilst.' Als der König von Israel den Brief gelesen hatte, zerriss er seine Kleider und rief: ‚Bin ich denn ein Gott, der töten und zum Leben erwecken kann? Er schickt einen Mann zu mir, damit ich ihn von seinem Aussatz heile. Merkt doch und seht, dass er nur Streit mit mir sucht.'

Als der Gottesmann Elischa hörte, der König von Israel habe seine Kleider zerrissen, ließ er ihm sagen: ‚Warum hast du deine Kleider zerrissen? Naaman soll zu mir kommen; dann wird er erfahren, dass es in Israel einen Propheten gibt.' So kam Naaman mit seinen Pferden und Wagen und hielt vor dem Haus Elischas. Dieser schickte einen Boten zu ihm hinaus und ließ ihm sagen: ‚Geh und wasch dich siebenmal im Jordan! Dann wird dein Leib wieder gesund, und du wirst rein.' Doch Naaman wurde zornig. Er ging weg und sagte: ‚Ich dachte, er würde herauskommen, vor mich hintreten, den Namen Jahwes, seines Gottes, anrufen, seine Hand über die kranke Stelle bewegen und so den Aussatz heilen. Sind nicht der Abana und der Parpar, die Flüsse von Damaskus, besser als alle Gewässer Israels? Kann ich nicht dort mich waschen, um rein zu werden?' Voll Zorn wandte er sich ab und ging weg. Doch seine Diener traten an ihn heran und redeten ihm zu: ‚Wenn der Prophet etwas Schweres von dir verlangt hätte, würdest du es tun; wie viel mehr jetzt, da er zu dir nur gesagt hat: Wasch dich und du wirst rein.' So ging er also zum Jordan hinab und tauchte siebenmal unter, wie ihm der Gottesmann befohlen hatte. Da wurde sein Leib gesund wie der Leib eines Kindes und er war rein." (2 Kön 5, 1 ff.)

Diese Erzählung führt eines klar vor Augen: Wer geheilt werden will, muss umdenken. Das trifft auf Naaman, der an innerster Krankheit leidet, ebenso zu wie auf alle anderen, vor allem aber auf die Promis. Der aramäische Feldherr sucht vorerst sein Heil bei der Macht und beharrt auf etwas Besonderem. Er glaubt ja auch, er sei etwas ganz Besonderes. Erst als er sich umstimmen lässt, umzudenken und dort zu suchen, wo es ihm gezeigt wird, wird er geheilt. Er geht hinab und taucht unter und auf einmal ist er sich nicht mehr zu gut und steht nicht mehr über den anderen. Dieses Umdenken ist die Loslösung von der Welt der innersten Krankheit mit ihrem Drang nach Anerkennung und es ist auch die einzige Heilungsmöglichkeit, die man einem Promi anbieten kann: Statt am Ansehen zu kleben, löst er sich und kommt so zu sich.

Schmerz und Leiden

Der Mensch ist ein Lehrling,
und der Schmerz ist sein Meister.
Nichts wird verstanden, solange man
nicht gelitten hat.
Das ist ein hartes Gesetz,
doch eines der höchsten und so alt wie
die Welt
und das menschliche Schicksal.
Das Unglück muss sein,
aus ihm erhalten wir die Taufe;
mit diesem traurigen Preis muss alles
erkauft werden."
(Alfred de Musset)

Ein plötzlicher Schmerz, was bedeutet er? Er ist ein Alarmsignal, das einen Fluchtreflex auslöst und zu einer Handlung zwingt. Etwas bedroht uns, ein Bein ist gebrochen, ein Blinddarm entzündet oder ein Herzkranzgefäß verschlossen. Wer hier vorerst den Schmerz dämpft, statt ihm flugs Folge zu leisten, hört nicht auf seinen Körper. Über diese Art von Schmerz herrscht wohl Einmütigkeit. Er ist ein wesentlicher Wegweiser für das Tun des Arztes.

Ein Dauerschmerz, der aus bekannter Ursache herrührt, ist aber noch mehr als das. Er ist ein plötzlicher Anruf, eine Barriere, ein gewichtiges Hindernis. Er vertreibt alles Geschwätz, alle albernen Überlegungen und führt zum Wesentlichen. Wenn man das will! Wenn man sich stellt und sein Selbst aufnimmt und etwas gegen die Ursache tut. Es führt hingegen nirgendwo hin, wenn man masochistisch jammert oder auf die Anderen zeigt, denen es so viel besser geht. Die Krankheit ist schon eine Chance, der Schmerz ist dies noch ausgeprägter. Er bringt einen zum Denken, denn so absurd es klingen mag: Schmerzen sind ein Signal, das schreit: bis hierher und nicht weiter.

C. S. Lewis meint dazu: „Schmerz ist nicht nur ein unmittelbar erkennbares Übel, sondern eines, das unmöglich ignoriert werden kann. In unseren Sünden und in unserer Dummheit können wir friedlich schlafen; und wer einmal einen Vielfraß beobachtet hat, wie er die köstlichsten Speisen herunter schlingt, als wisse er gar nicht, was er da isst, der wird zugeben, dass wir sogar das Vergnügen ignorieren können. Der Schmerz aber besteht darauf, dass man sich mit ihm befasst. Gott flüstert in unseren Freuden, er spricht in unserem Gewissen; in unseren Schmerzen aber ruft er laut. Sie sind sein Megaphon, eine taube Welt aufzuwecken." (C. S. Lewis. Über den Schmerz. S. 93)

Allerdings sollte man auf alle Fälle etwas gegen diese Schmerzen tun. Es heißt, dass heutzutage ungefähr 90 % der Schmerzpatienten mit entsprechender Therapie ausreichend behandelt werden könnten. Sowohl bei einigen Ärzte herrscht aber eine gewisse Unkenntnis der vielen Möglichkeiten zur Schmerzbehandlung und auch viele Patienten haben eine innere Abwehr gegen eine zu starke Schmerztherapie, da sie Angst haben, süchtig zu werden oder durch diese Behandlung nicht mehr klar denken zu können. Es gibt auch solche, die meinen, es sei eine Art fromme Tugend, Schmerzen als Schmerzen, Leiden als Leiden wahrzunehmen und starke Schmerzen keineswegs lindern zu lassen, denn das bringe angeblich übernatürliches Heil. Diese Ansicht ist nichts als ein masochistischer Wahn. Prinzipiell ist nämlich festzuhalten, dass ein Mensch, der unter unerträglichen Schmerzen leidet, nicht wirklich denken, fühlen oder handeln kann, weil ihn der Schmerz zu sehr beeinträchtigt. Diese Schmerzqualen sollte kein Mensch, wenn es irgendwie möglich ist, erleiden müssen.

Auch wenn der Schmerz entsprechend behandelt wird, bleibt noch einiges von ihm übrig, das sich immer wieder zu Wort meldet. Diese Art von Schmerzen anzunehmen, ohne zu murren, sondern dabei sein Wesen geduldig zu stärken, ist für den Aufbau des eigenen Selbst sehr wertvoll. Das ist etwas ganz anderes als es selbst auferlegte Qualen sind und hat wiederum mit Masochismus nicht das Geringste zu tun. Genauso, wie es sinnlos ist, klagend und zornig gegen seine Krankheit anzurennen, was einen nämlich nur tiefer in die innerste Krankheit hinein treibt, so ist dies beim Schmerz noch ausgeprägter. Das geduldige Ertragen von Schmerzen, gegen die man im Moment nichts machen kann, eint sozusagen alle inneren Strömungen zu einem verdichteten, immer stärker werdenden Selbst. Neben Geduld lernt man daher auch seine eigene Stärke im Ertragen kennen. Außerdem reinigt der Schmerz und bewahrt vor allem unnötigen und überflüssigen Gerede, lässt einen jene leeren Typen meiden, die einem die Zeit durch Geschwätz, üble Nachrede und unnötiges Gejammere vergällen. Wenn man bereits gelinderten Schmerz richtig annimmt und sich darin als Wachsender erlebt, wird man wesentlich, man kommt näher an sich selbst heran. Das, was vom Schmerz gilt, trifft auf jedes chronische Leiden zu. Immer wieder ist der Erkrankte vor die Entscheidung gestellt: Stelle ich mich und gewinne ich so Zugang zu meinem Selbst oder unterwerfe ich mich klagend, um mich so zu verlieren. Wie gesagt, es handelt sich dabei um jenen Schmerz, gegen den man medikamentös nichts mehr ausrichten kann, der einem trotz bester Behandlung noch bleibt, er ist einem gegeben. Diesen Schmerz sollte man ertragen lernen. Aber noch einmal: Würde man unnötige Schmerzen suchen oder behandelbare nicht lindern lassen, wäre dies nichts anderes als ein Zeichen von Dummheit und Hochmut.

Probleme, auch die schwierigsten, lassen sich irgendwann einmal lösen, Geheimnisse allerdings nicht. Gott, Leben, Liebe, Leiden, Tod – das alles sind Geheimnisse. Man kann sich in sie vertiefen, aber lösen kann man sie nicht. Das Geheimnis von Schmerz und Leiden liegt in deren schöpferischer Kraft. Sie helfen dem Menschen am besten, sich von seiner innersten Krankheit zu lösen. Wie das genau geht, weiß ich nicht, aber alles spricht dafür, dass es so ist. Zwei Verhalten des Menschen sind neben Zeugung und Heilung Teilhabe an der Schöpferkraft Gottes: die Versöhnung und das Leiden.

Der ägyptische Jesuitenpater Henry Boulad schreibt in seinem Buch „Die Vernunft des Herzens" über die schöpferische Energie des Leidens: *„Denise Legrix wurde ohne Hände, ohne Arme, ohne Füße und ohne Beine geboren – ein Rumpf mit einem Kopf. Furchtbare Perioden mag diese Frau durchlebt haben, und doch ist es ihr eines Tages gelungen, ihre Verzweiflung zu überwinden. Über Radio Luxemburg appellierte sie an die Welt, ihr bei der Gründung eines Behindertenzentrums zu helfen; und sie hatte Erfolg – sie gründete mehrere Zentren! Diese Frau, Sinnbild menschlicher Ohnmacht, ohne Glieder – aber mit einem Mund – benutzte diesen Mund für ihre Ziele; sie sprach, sie diktierte Bücher, sie organisierte, vor allem aber nutzte sie Radio und Fernsehen und kam zu folgenden Resultaten:*

Sie gründete zwei Rehabilitationszentren zur Wiederanpassung Kranker und Behinderter und sie baute drei Heime mit vielen Millionen Franken für neurologische Fälle und eine Beratungsstelle für Hilfesuchende. Diese Frau hätte sich sehr wohl sagen können: ‚Ich bin ein menschliches Wrack, ein Krüppel, ich habe in dieser Welt nicht das geringste zu leisten, im Gegenteil, ich bin angewiesen auf andere Menschen, um zu existieren. Mir bleibt nichts ande-

res, als in einem Pflegeheim dahinzuvegetieren.' Und doch hat diese Frau ihr Werk geleistet, durch nichts als durch ihren Willen.

Denke ich dagegen an jene Großzahl von Menschen, die alles haben, Arme, Beine und alles Notwendige, um eine wirkliche Leistung zu vollbringen, jedoch nicht wissen, was sie mit ihrem Leben anfangen sollen, sich dahinschleppen lassen und nicht ein einziges Mal im Leben etwas Schöpferisches tun … und steht man dann dieser Frau und ihrem außerordentlichen Werk gegenüber! Niemand hat etwas von ihr erwartet, und ihre permanente Verzweiflung hätte jeder verstanden. Aber nein, trotz dieses furchtbaren Schicksals hat sie sich engagiert und sich einer ungewöhnlichen Eigenleistung verschrieben. Bei diesem Vergleich sage ich mir, dass das Leiden nur für diejenigen ein Hindernis bildet, die sich anhalten wollen, denn es gehört zu den Geheimnissen des Leidens, dass in ihm schöpferische Kräfte schlummern. Diese geheimen Kräfte befähigen den Menschen, dem Leiden die Stirn zu bieten, stärker als das Leiden zu werden und es zu überwinden. Hier sprechen wir von der schöpferischen Energie des Leidens."
(H. Boulad. Die Vernunft des Herzens. S. 155–156)

Dem richtig angenommenen Leiden fehlt alles Aussichtslose, jede Verzweiflung und jegliche Qual. Man erlebt es wie die Schmerzen bei einer Geburt: es muss so sein. Das erste größere Leiden jedes Menschen ist das Verlassen der Geborgenheit der Gebärmutter, die echte Geburt. Darauf folgen viele Leiden, die den Menschen immer wieder ablösen und ins Neue wachsen lassen: das Verlassen der Mutterbrust, des Heims, um in Kindergarten und Schule zu gehen, das Abnabeln von den Eltern und so weiter. Dies alles sind verschiedene „Geburten". Wachsen in liebevoller Nachahmung bedeutet ein immer neues Bilden des Selbst und damit verbunden ist immer wieder das Loslassen von Altem und sicher Vertrautem. Wahnhaft Nachahmende kennen das nicht, sie verharren beim Anderen. Sie bleiben Kinder, sie lösen sich von nichts und daher wachsen und leiden sie auch nicht. Beginnt der Mensch jedoch zu leiden, so beginnt er zu wachsen, das kann oft auch erst im Alter geschehen. Die Mühen des Alterns, das Nachlassen der Kraft, ständig neue Krankheiten und Beschwerden, der Verlust wertvoller Menschen, all dies hat einen Sinn. Richtig angenommen ist es das Wachsen und Werden vom Selbst.

Nichts von dem, was der Mensch hat und besitzt, macht etwas aus ihm, sondern nur das, was er ist. Es mag paradox klingen, aber es ist so: Der Mensch erstarkt umso mehr, je mehr er loslässt und sich hingibt. Das Selbst wird durch Hingabe immer mehr zur Person, zum befreiten, also immer freieren Ich. Nun verklingen die Rollenspiele als lächerliche Erinnerungen und das Bündel, das einst ein Schein-Ich ausmachte, wächst zu einem Stamm zusammen. So wird der Mensch innerlich von dem gefüllt, dem er auf dem Boden seiner Seele begegnet, den er dort als seine helfende Kraft erlebt. So wird er von einem Schalentier, das er als zuinnerst Kranker doch war, nach Abfallen aller Schalen immer mehr zu einem Wirbeltier. Durch die Begegnung mit Dem, der einst einen bestimmten Namen in ihn legte, verdichtet er sich. Das kann er aber nur, wenn er alle Fäden, die ihn an Vordergründiges binden, immer wieder abschneidet: damit sind aber nicht die guten menschlichen Beziehungen gemeint. Ganz im Gegenteil, mit versöhnten Nächsten kann er erst jetzt ein liebevolles Netz bilden, da er nun in keinem anderen Netz mehr verfangen ist. Zum Wesen jeder Form von Liebe gehört Freiheit!

Wir Ärzte haben angesichts des Leidens unserer Patienten öfter zu schweigen als zu reden. Wie bei jeder

Krankheit gilt es auch hier für uns, die Kranken in Ruhe durch das Leiden und behutsam zu sich selbst zu führen. Es versteht sich von selbst, dass alles getan werden muss, um das Leiden zu lindern. Es ist aber genauso wichtig, den Leidenden eine möglichst angenehme Umgebung zu verschaffen, um es ihnen so leicht wie möglich zu machen, dass sie das oft fast Unerträgliche annehmen können.

Ich möchte abschließend noch einmal H. Boulad mit einem Text, der die schöpferische Kraft des Leidens untermauert, zu Wort kommen lassen. Er erzählt in seinem bereits oben zitierten Buch „Die Vernunft des Herzens“ die Geschichte eines Jesuitenpaters, der die ‚Vereinigung christlicher Schulen in Ober-Ägypten‘ gründete. *„Dieser Jesuitenpater tat in der Gründungsphase seines Werkes etwas sehr Interessantes: Er ging in ein Altersheim und in ein Hospital und sprach dort mit einigen unheilbar Kranken und Leidenden. Er berichtete von seinem Projekt und bat diese leidenden Menschen, ihm dabei zu helfen, er bat sie um die Gabe ihrer Leidensenergie. Er sagte zu einigen besonders Schwachen, Blinden und Gelähmten: ‚Ich brauche Dich, bitte gib mir Dein Leid und Deinen Schmerz und weihe es meinem Werk.‘ Und diese Menschen haben es verstanden, sie öffneten sich dem Pater und gaben ihm die Energie ihres Leidens. Pater Ayrout hat seine Mission auf einige Personen gegründet, die wirklich stark leidende Wesen waren, und sein Werk kam ins Blühen und blüht nun jenseits seine Todes fort.“* (H. Boulad. Die Vernunft des Herzens. S. 177)

Ich möchte hier noch eine persönliche Erfahrung hinzufügen: Viele Jahre lang war ich für die ärztliche Betreuung einer Pflegeanstalt für schwer Kranke verantwortlich. Der Großteil dieser Kranken konnte auf Grund von Hirnschädigungen durch Unfälle, Hirnblutungen, schwere Schlaganfälle oder Alkohol nicht mehr über ihre bisherigen intellektuellen Fähigkeiten verfügen. Wenn ich also Visite machte, wurde mein Gruß selten erwidert. Ich hatte das Gefühl, ich würde nicht einmal erkannt. Bei genauerem Hinsehen merkte ich jedoch, dass ich mich da irrte. Ich entdeckte eine Art gefühlsmäßigen Erkennens, das mich sehr wohl registrierte und das ich bei schwerbehinderten Menschen auch schon beobachtet hatte. Diesen Umstand bestätigten mir die Schwestern. Sie erzählten mir, wie familiär sich die Schwerstkranken mit ihren Zimmergenossen und dem Pflegepersonal fühlten, wie dringend sie den Kontakt mit möglichst vielen anderen und deren Besuchern brauchten. Manche von ihnen würden auch registrieren, wenn jemand stürbe, aber in dieser großen Familie ließe sich der Tod als ruhiger Übergang erleben. Für diese Menschen wäre ein kleines Zimmer mit wenigen Kontakten entsetzlich. Sie leben vielmehr mit viel Gefühl in liebevoller Gemeinschaft. Für Menschen, die fast nur mehr aus dem Gefühl heraus leben, ist menschliche Gemeinschaft das wesentliche Lebenselixier. Und man wird von diesen Menschen auf der anderen Seite reichlich beschenkt: Obwohl man medizinisch bei diesen Patienten über die reine Zuwendung meist nicht hinauskommt, geht man mit einem Glücksgefühl von ihnen weg. Ich fühlte mich jedes Mal durch den Besuch bei diesen Kranken menschlich bereichert.

In der Welt wahnhaften Nachahmens, in jener Sphäre also, in der die innerste Krankheit herrscht, sind Leiden, Krankheit und Alter schreckliche Hindernisse, um an sein Ziel, die Macht, zu gelangen. Sie werden daher gefürchtet, abgelehnt und so schnell wie möglich saniert. Das geht jedoch nicht immer. Wenn man nämlich alt und gebrechlich ist, ist es mit dieser Möglichkeit wohl vorbei. Hier steht der Mensch und mag er noch so alt sein, wieder und nun unausweichlich vor der Frage: Orientiere ich mich an den mächtigen Anderen oder an mir selbst? Hoffe ich auf die Wunderdroge, die mich verjüngt und gesunden lässt, oder nehme ich endlich mein Leben so an wie es ist? Wenn man wiederum nur auf die Anderen schielt, wenn man lamentiert, wie viel besser es allen ginge als einem selbst, so klammert man sich an seine innerste Krankheit.

Nimmt man jedoch Alter und Leiden bewusst an, so kann man immer geheilt werden. Es gilt nur – und dafür ist man nie zu alt – wie in jeder Krankheit mit all seinen zunehmenden Beschwerden alles anzunehmen und geduldig zu ertragen. Man kann dann seine Gebrechen, seine Schmerzen, sein mangelndes Sehvermögen, das schlechte Schlafen, den Schwindel und die Appetitlosigkeit hinnehmen, um es in schöpferische Hingabe zu verwandeln. In dieser neuen Schöpfung entsteht ein neuer Mensch, schon vor dem irdischen Sterben. Gerade die Bedrängnisse des Alters lassen den Menschen schrittweise von jenen letzten Teilen des Lebens loslassen, die ihm am Weg zu sich und zu seiner Vollendung hinderlich sind.

6. Abschnitt
Heilung

„Alle Leute suchten ihn zu berühren; denn es ging eine Kraft von ihm aus, die alle heilte.“ (Lk 6, 19)

Arzt und Patient

Arztsein ist Berufung. Um ein richtig guter Arzt zu werden, braucht man meist länger, als es der Zeitraum eines Menschenlebens erlaubt. Wir können uns dem oben vorgestellten Arztbild immer nur annähern, erreichen wird man es wohl nur in den seltensten Fällen. Wenn Ärzte jedoch in ihre Kunst schon einigermaßen hineingewachsen sind, dann bekommen sie immer mehr Gespür für die Kranken. Wenn es dem bedürftigen Gegenüber, dem Erkrankten, gelingt, sich wirklich zu öffnen, gewährt er dem Arzt Einblick in sein Inneres. Hier kann Heilung beginnen. Die Kunst, die für Heilung Voraussetzung ist, liegt somit auf beiden Seiten und in der Verantwortung beider Menschen. Dem Patienten sollte es gelingen, die Krankheit anzunehmen, seine eigenen Kräfte zur Selbstverantwortung zu mobilisieren und sein Inneres zu Wort kommen zu lassen. Da drinnen, im Innersten, soll letztlich Heilung, also Neuschöpfung, geschehen. Dabei ist es ganz wichtig, sich in der Krankheit die quälenden Wunden und deren Täter in der Vergangenheit ruhig anzusehen und zu versuchen, sich schrittweise mit diesen auszusöhnen. Wie schon oft betont, wird die eigene Schöpfungskraft durch Dankbarkeit und Versöhnung und Betonung der eigenen Kreativität verstärkt. Dadurch entsteht ein langsam erwachendes und keimendes Selbst und dies spürt der erfahrene Arzt. Hat er doch all diese Vorgänge schon an sich selbst erlebt. Nun kann er dieses werdende Ich an der Hand nehmen und mit ihm die weiteren Schritte überlegen. So beginnt Heilung. Sie ist, wie bereits öfters betont, Neuschöpfung und Wiederbelebung des Eigenen, Einzigartigen, wie es Gott gedacht hatte. Getragen wird diese Entwicklung durch einen immer stärkeren Glauben. Der Heilungsprozess kann ein Menschenleben lang dauern und mag dann auch noch nicht zu Ende sein.

Jesus betonte den Glauben bei seinen Heilungen immer wieder. So sagte Jesus zum Hauptmann von Kafarnaum auf dessen Vertrauen hin, dass das Wort Jesu allein ausreiche, um seinen kranken Diener gesund zu machen: „*Geh, es soll geschehen, wie du geglaubt hast.*“ (Mt 8/13). Über seine Heimatstadt Nazareth, die ihn unfreundlich aufnimmt und nicht an seine Sendung glaubt, heißt es: „*Und wegen ihres Unglaubens tat er dort nur wenige Wunder.*“ (Mt 13, 58). Oder der heidnischen Frau, der er bedeutet, er werde ihre Tochter nicht heilen, die sich aber von ihm nicht abschütteln lässt, sagt er: „*Frau, dein Glaube ist groß. Was du willst, soll geschehen. Und von dieser Stunde an war ihre Tochter geheilt.*“ (Mt 15, 28). Dies sind nur wenige Beispiele aus einer Fülle von Erzählungen, die alle zeigen, wie sehr Jesus den Glauben der Menschen als Voraussetzung für Heilung gesehen hat. Über diesen Glauben des Menschen sagte Jesus zu seinen Jüngern: „*Wenn euer Glaube auch nur so groß ist wie ein Senfkorn, dann werdet ihr zu diesem Berg sagen: ‚Rück von hier nach dort!‘, und er wird wegrücken. Nichts wird euch unmöglich sein.*“ (Mt 17, 20).

Wenn man wissen will, was ein unerschütterlicher Glauben bei Menschen zu bewirken vermag, so ist es sicher gewinnbringend, sich den so genannten Spontanheilungen zuzuwenden.

Spontanheilungen

Bei Spontanheilungen verschwinden Krankheiten von alleine. Eine wissenschaftliche Erklärung für dieses Phänomen gibt es nicht. Ich möchte deshalb auf diese bewegenden Ereignisse eingehen, um zu untersuchen, ob jene, die eine Spontanheilung an sich erlebten, ähnliche seelische Voraussetzungen erfüllten, wie sie oben für Heilung beschrieben wurden und welche Rolle der Glaube dabei spielte. Nachfolgend werde ich drei Geschichten dazu anführen.

In den Büchern „Spontanheilung" von ANDREW WEIL und „Spontanheilungen" von CARYLE HIRSCHBERG und MARC IAN BARASCH, sowie „Geheilt" von THOMAS HARTL und REINHARD HOFER stehen natürlich die geheilten Krebspatienten im Vordergrund, aber es geht auch um Zustände nach Unfällen und anderen schweren Erkrankungen.

HIRSHBERG und BARASCH erzählen: „*Viele Kranke, die auf wundersame Weise geheilt wurden, sagten uns, sie hätten das Gefühl einer göttlichen Erscheinung gehabt, sei es in Form einer einsamen spirituellen Erfahrung oder im Rahmen einer Heilzeremonie, ob sie im herkömmlichen Sinn religiös waren oder nicht. Wir dürften kaum in der Lage sein, dafür eine wissenschaftliche Erklärung zu finden. Hier liegen die Grenzen des Wissens. Oft konnten wir nichts weiter tun, als den Schilderungen der Betroffenen aufmerksam zu lauschen und zu staunen, mit welcher Kraft ein spirituelles Erlebnis einen in äußerste Bedrängnis Geratenen innerlich verändern, ihm Mut machen und ihn möglicherweise sogar physisch heilen kann.* (C. Hirschberg und M. I. Barasch. Spontanheilungen. S. 178)

Hirshberg und Barasch berichten von einem Mann namens Frank O'Sander Juliano jr., der als 23-jähriger Arbeiter einen drei Tonnen schweren Bagger bediente. Da das Gelände von einem langen Regen aufgeweicht war, kippte der riesige Bagger, schleuderte Frank heraus und zermalmte seinen Körper im Beckenbereich. Dabei wurde das Kreuzbein zertrümmert und die beiden Hauptschlagadern der Beine zerrissen. Frank war eingeklemmt, fühlte sich in zwei Stücke zerrissen und schrie laut um Hilfe. Ein Wunder, dass er nicht sofort tot war. Obwohl er nicht sehr religiös war, wandte er sich an Gott: „*,Es war wie mein letzter Atemzug. Ich brachte gerade noch das Wort ,Vater' heraus, vollendete meinen Satz aber in Gedanken: ,Vater hilf mir.' Dann wurde die ganze Erde um mich herum still und friedlich. Man konnte einen Regentropfen fallen hören. Es war, als schickte Gott den Heiligen Geist zu mir, ein gigantisches Liebesrauschen hüllte mich ein wie warme zerlassene Butter. Obwohl es gar nicht logisch war, wusste ich, dass alles wieder in Ordnung kommen würde.'*

Frank wurde von einem geistesgegenwärtigen Kollegen gerettet. Kostbare Minuten verstrichen, bevor es gelang, ihn in wilder Fahrt ins Krankenhaus zu schaffen. Dort kämpften die Ärzte um sein Leben … Auf dem Operationstisch wich das Leben aus seinem Körper. Was folgte, war nach Franks Worten eine Begegnung mit der Herrlichkeit Gottes.

,Ich erinnere mich, dass ich mich aufsetzte und meinen eigenen Körper auf dem Operationstisch liegen sah. Ich erschrak, weil ich in mein Gesicht blickte und feststellte,

dass meine Augen geschlossen waren. In Gedanken fragte ich mich, wie ich sehen konnte, wenn meine Augen geschlossen waren. Dann bewegte ich mich aus der Szene, so wie die Kamera am Ende eines Films, kurz vor dem Nachspann. Es war, als würde ich mich auf die Operationslichter zu bewegen, dann aber bemerkte ich, dass es sehr lange dauerte, bis ich nur einen Meter weiterkam.'

Auf seiner Reise zu der geheimnisvollen Lichtquelle begegnete er einem ‚Wächterengel', wie er ihn nannte. Die Gestalt sei undeutlich gewesen, ‚wie im Fernsehen, wenn sie jemanden hinter eine Leinwand stellen, damit man ihn nicht erkennt'. Zusammen mit der undeutlichen Gestalt stieg er weiter nach oben. Als sie den obersten Punkt erreichten, ‚verneigte sich der Engel vor einer Art Altar und machte dann eine abrupte Kehrtwendung. In dem Moment verließen mich mit einem Mal die Kräfte. Es war, als hätte man mir einen Schalter abgedreht. Ich sackte wie ein Sack Kartoffeln in die Tiefe. Ich erinnere mich noch, wie mir auffiel, dass ich nicht mehr atmete. Hilflos lag ich im Leeren auf dem Rücken.

Dann erinnere ich mich an das Erscheinen Gottes. Es war, als ob am Strand eine Flutwelle auf mich zurollen würde. Zunächst schwoll sie riesig an. Und dann, ganz plötzlich, war sie wie eine hohe Wasserwand, und ich lag vor ihr wie ein kleiner Kieselstein. In Gedanken hielt ich den Atem an und war froh, dass ich tot war, denn ich hatte furchtbare Angst. Die Wand war gewaltig. Ich kam mir vor wie jemand, der auf dem Bürgersteig liegt, während ein Wolkenkratzer auf einen kippt und im letzten Augenblick doch noch stehen bleibt.

Und dann lag ich tatsächlich direkt vor den Füßen Gottes, vielleicht zwanzig Zentimeter trennten uns noch voneinander. Doch diese Trennung war wohl das Schmerzhafteste an allem, ich fühlte mich wie ein kleine Kind, das auf seine Mutter zuläuft und damit rechnet, dass man es im nächsten Moment auf den Arm nimmt, dann aber doch nicht tut. Es waren wohl nur zwei oder drei Sekunden, aber dieser Augenblick der Trennung war unglaublich qualvoll.

Und dann erinnere ich mich, dass Gott sich vorbeugte, um mich hoch zu heben, wie es liebevolle Eltern bei einem Neugeborenen tun. Ich lag in Gottes Armen und war trotz meiner 23 Jahre gerade so groß wie ein Säugling. Wenn Gott einen umarmt, ist das, als ob er durch einen hindurch greift. Es war wie warmes Wasser, das in ein größeres Becken mit warmem Wasser gegossen wird. Das war noch immer ich, aber ich war Teil des Ganzen. Ich vermischte mich mit Gott wie Schokolade mit Schokoladenmilch. Milch bleibt Milch und Schokolade Schokolade, und trotzdem ist alles eins.

Von meinem sicheren Platz aus verfolgte ich die Operation. Ich sah und hörte die Ärzte und Schwestern, ich konnte sogar hören, was in ihren Köpfen vorging. Ich sah die Tränen in den Augen einer Krankenschwester und wusste, dass sie im Innersten weinte, weil ich im Sterben lag. Gott und ich unterhielten uns. Wenn man mit Gott spricht, ist das wie das Umblättern einer Buchseite. Alles ist eine Schlussfolgerung, eine Offenbarung, ein Ausrufezeichen und ein Aufschrei der Begeisterung.

Die Schlussfolgerung, die Gott mir mitteilte, war eine Lehre über das Beurteiltwerden durch andere. Gott sagte mir: ‚Sieh nur, wie sehr sie dich liebt.' Und der Schluss lautete: ‚Und dabei kennt sie nicht einmal deinen Namen.' Und weiter sagte er: ‚Siehe, wie sehr ich dich liebe', und das war eine Offenbarung, tausend- und abertausendmal so überwältigend wie die Erkenntnis, dass die Krankenschwester mich liebte.'

Das Nächste, woran Frank sich erinnert, war sein Er-

wachen auf der Intensivstation. Unerwartet schnell erholte er sich von seinen Verletzungen, und obwohl die Ärzte prognostizierten, dass er nie wieder alleine würde gehen können, sollte er seine Gehfähigkeit fast vollständig wieder erlangen. In den Jahren der Rehabilitation hat ihm sein Glaube besonders geholfen. Heute läuft er wieder Ski." (C. Hirschberg und M. I. Barasch. Spontanheilungen. S. 178–181)

Die zweite Geschichte von Hirshberg und Barasch befasst sich mit Marty: Der in einfachen Verhältnissen in der Bronx aufgewachsene Marty wird Journalist und Fernsehproduzent. Knapp älter als vierzig zieht er nach Atlanta, um Dokumentarfilme zu drehen. Er muss sich mit einem mühsamen Chef herumschlagen, hat lange Arbeitszeiten und ist viel unterwegs, er steht also unter Dauerstress. Plötzlich kam es zu einer deutlichen Abnahme seiner Leistung, Bronchitis und Schmerzen in der Schulter. Er ging jedoch erst nach Monaten zum Arzt, wo Untersuchungen folgten. Diagnose: Krebs – und zwar ein kleinzelliges Bronchialkarzinom mit fünf Prozent Überlebenschance. Marty weinte die Nacht durch und eine mitfühlende Schwester hielt ihm zeitweise die Hand. Als er am nächsten Tag erwachte, war die Stadt von Schnee bedeckt, was Marty als Aprilscherz des lieben Gottes deutete und als gutes Omen für sich aufnahm. Martys Kummer verwandelte sich in Kampfeskraft, er verlangte nach klaren Antworten. Mit den 5% Überlebenschancen konnte er nichts anfangen. „*Bereits in diesem Stadium entwickelte Marty eine Strategie, die Dr. Joel E. Dimsdale in einer Studie zu Überlebenden der NS-Konzentrationslager als ‚typische Konzentration auf das Positive' bezeichnet hat. Überlebende, denen es gelang, ‚neue Hoffnung zu schöpfen', so Dimsdales Beobachtung, stützten sich oft auf den ‚be-*

reits vorher vorhandenen Glauben ... dass am Ende alles gut wird und dass Leid ertragen werden kann.'" berichten HIRSHBERG und BARASCH. *„Marty griff bei der Suche nach einer Überlebensstrategie auf seine wilden Jugendjahre zurück. ‚Mir fiel der Ratschlag eines alten Motorradfahrers wieder ein. Er sagte einmal: Wenn du in einen Stau hinein fährst, darfst du nie bremsen, sonst kracht's, und du bist tot. Du musst dir eine Lücke suchen, das Gas wegnehmen und versuchen, da durchzukommen.' Eine mögliche Lücke für Marty tat sich an einem Ort auf, mit dem niemand gerechnet hätte. Seine fünfjährige Tochter besuchte einen Montessori-Kindergarten, in dem die Kinder jeden Nachmittag einen ‚Liebeskreis' bildeten und ‚liebevolle Gedanken' an andere Menschen schickten. ‚Nach meiner Biopsie,' erzählt Marty, ‚beschlossen diese Drei-, Vier- und Fünfjährigen, mir alle zusammen ihre Liebe zu schicken. Und ich schwöre bei Gott, ich spürte genau, wie sie zum Fenster hereinkam.'"*

Die Diagnose wurde auf ‚großzellig' geändert, mit einer Überlebenschance von 10%. Marty jubelte, denn die Chancen hatten sich verdoppelt. Es folgten aufreibende Bestrahlungsserien, Marty fühlte sich elend. Man eröffnete ihm, dass er nie mehr würde reden können, aber er gab nicht auf. *„Doch irgendwann in der ersten Bestrahlungswoche, als er gerade in dem mit Blei ausgekleideten Raum lag, hörte er eine innere Stimme sagen: ‚Du wirst nicht sterben. Du bist noch nicht am Ende. Du hast noch viel zu tun.'"*

Einen wesentlichen Zug hatte Marty, der bei Überlebenden oft beobachtet wird: ein starkes Gefühl von sozialer Verbundenheit. Er lachte gerne, freundete sich mit allen möglichen Leuten an, erzählte Witze und war stets gesellig. Wenn einer seiner Mitpatienten die Hoffnung aufgegeben hatte, so bedrückte ihn das. Marty las eine

Fülle von Büchern über Krebskranke, die geheilt worden waren.

„An einem seiner ‚28-Stunden-Tage', die er im Bett verbrachte, legte er sich seine jüngste Tochter auf die Brust und begann zu meditieren. Während er das niedliche, ruhig atmende Baby im Arm hielt, überkam ihn ein beinahe mystisches Gefühl der Verbundenheit mit ‚jedem anderen Menschen, mit jeder Blume, jeder Pflanze'."

Marty schickt seine Familie auf Urlaub, um sie zu entlasten. *„Er setzte die ungewöhnlich aggressive Bestrahlungsbehandlung fort und stellte sich die unsichtbaren Strahlen als ‚goldenes, heilendes Licht' vor, das durch seinen Körper strömte. Er experimentierte mit verschiedenen Farben und fühlte sich schließlich mit dem blassen Purpurton am wohlsten, den er heute noch beim Meditieren visualisiert. Ob es an der medizinischen Behandlung lag, an den Gebeten seiner Putzfrau (die sogar ein Wochenende lang für ihn gefastet hatte), an seinen Kindern, seiner Einstellung oder den Bildern, die er sich ausgedacht hatte, jedenfalls war der Tumor nach zwanzig Bestrahlungssitzungen praktisch verschwunden."*

Es ist äußerst eindrucksvoll zu lesen, wie Marty alles über sich ergehen lässt, Bestrahlungen mit Höchstdosen und wie er nach einer Reise wieder einen Rückfall erleidet, seine Lebensumstände völlig verändert, doch mitgeteilt bekommt, es sei aussichtslos, operiert und letztlich geheilt wird.

Die Autoren folgern nach dieser ausführlich dargelegten, wohl einmaligen Geschichte: *„Vieles kann für uns zu einer unausweichlichen Bedrohung werden, beispielsweise eine tödliche Krankheit, die, wie das Monster in einem Horrorfilm, immer dann wieder auftaucht, wenn wir schon glauben, wir hätten sie besiegt, ebenso aber auch die unberechenbaren Launen, Leidenschaften* *und der Hass unserer Mitmenschen. In beiden Fällen können wir nur überleben, wenn wir uns ganz auf das zurückziehen, was uns im tiefsten Innern ausmacht: auf unseren Glauben, unser Zugehörigkeitsgefühl, besondere Talente, Erfahrungen, Hoffnungen und Träume. Der Psychiater Dr. Viktor E. Frankl, der selbst vier Konzentrationslager überlebt hat, schreibt dazu: „Selbst ein hilfloses Opfer kann in einer hoffnungslosen Situation, in der es nichts zu ändern vermag, über sich hinauswachsen und so zumindest sich selbst ändern."* (C. Hirschberg und M. I. Barasch. Spontanheilungen. S. 232–239)

Die dritte Geschichte habe ich vor vielen Jahren von einem Freund erfahren und ich kann mich nur mehr an die wichtigsten Punkte erinnern. Die Geschichte trug sich in Irland zu. *Ein Kind namens Oliver erkrankte an einem Hirntumor, den man nicht operieren konnte. Die Familie war verzweifelt und wendete sich an eine geistliche Schwester, von der sie gehört hatten, sie hätte durch ihre Gebete Wunder bewirkt. Sie sollte für Oliver beten. Die resolute Ordensfrau erklärte jedoch den Angehörigen, sie sollten dies mit allen Familienangehörigen zusammen selber tun. Daraufhin begannen die Eltern ihre Verwandten zusammenzutrommeln, um gemeinsam für Oliver zu beten. Das war anfangs gar nicht so leicht, denn die Menschen von heute sind nicht so oft auf ein gemeinsames Gebet eingestellt. Da es sich um Verwandte handelte, lässt es sich leicht ausmalen, dass nicht alle von ihnen einander besonders gewogen waren. Der Hirntumor war eine kraftvolle Wirklichkeit und so traf man sich, und betete und redete, man redete und betete. So geschah es, dass man sich immer öfter traf, denn man fand immer mehr Gefallen aneinander. Sie freuten sich stets mehr aufeinander und es ging jedes Mal fröhlicher zu. Auf den Knaben hat-*

ten sie dabei fast vergessen. Mir wurde erzählt, dass man sich dann doch dazu aufraffte, bei Oliver noch einmal eine Röntgenuntersuchung des Gehirns vorzunehmen. Da zeigte sich, dass der Tumor nicht mehr nachweisbar war.

Das Tröstliche an dieser Geschichte ist der Umstand, dass wortlose Kranke durch Menschen, die sie lieben, stellvertretend zur Heilung gebracht werden können. Wie schön und voller Optimismus ist dies doch für all die geistig und seelisch Beeinträchtigten, bei denen ein bewusster Zugang zum Selbst eine Illusion wäre, für die Dementen, Hirngeschädigten und Bewusstlosen und all die Übrigen, deren Geist verschüttet ist. Ein Arzt, der an sie glaubt, wirkt da wohl ebenso stark wie Freunde und Angehörige, die sich aufopfernd um diese Ärmsten der Armen bemühen. Der Glaube von Menschen scheint für die Heilung von anderen zu reichen. Die oben erzählte Geschichte von der Pflegeanstalt lässt einen vermuten, welch starkes gefühlsmäßiges Echo dabei von den Ärmsten der Kranken zu erwarten ist. So werden sie im Letzten durch die Anteilnahme der anderen selbst in der Art, die ihnen zur Verfügung steht, aktiv. Welch ein glückliches Licht wirft diese Tatsache auf unsere menschliche Verbundenheit und ein weiteres gemeinsames Leben nach dem Tode. Mir fällt dazu jene Episode aus den Evangelien an, in der vier Leute die Decke eines Hauses aufschlagen, um einen Gelähmten mit Seilen vor Jesu Füße gleiten zu lassen – und der Gelähmte wurde geheilt.

Diese letzte Geschichte bringt sehr deutlich zum Ausdruck, was auch sonst bei vielen Spontanheilungen erzählt wird: Neben dem Glauben ist das Wichtigste bei Heilung die gelungene Beziehung zu seinen Mitmenschen. Je mehr Menschen mit dem Kranken, Alten, Sterbenden liebevoll umgehen, desto weiter kommen diese armen Menschen auf dem Weg der Heilung.

In den Geschichten über Spontanheilungen treten immer wieder dieselben menschlichen Züge ans Licht, welche die Geheilten auszeichnen. Wie zum Beispiel: *„Das war der erste Schritt zu meiner Genesung. Denn ich übernahm die Verantwortung.“* (C. Hirschberg und M. I. Barasch. Spontanheilungen. S. 233)

In praktisch allen Fällen von Überleben besinnen sich die Betroffenen ihrer selbst, übernehmen die Verantwortung, beginnen immer mehr an sich zu glauben. Viele glauben bewusst an Gott und beten, aber ausnahmslos alle glauben an sich. Dann kommt natürlich noch der so wichtige soziale Bezug dazu. Es versöhnen sich Verwandte, alte Freunde tauchen wieder auf, man befreundet sich mit den Ärzten und dem Krankenhauspersonal und die Betroffenen nehmen ihr Leben bewusst an und leben es neu und anders als vorher. Sie nehmen die Krankheit als Botschaft, ihr Leben in Gemeinschaft neu zu gestalten und durch all diese Mittel werden offenbar Selbstheilungskräfte mobilisiert.

Dabei besteht überhaupt kein Widerspruch darin, dass manche Menschen eben mit Yoga oder makrobiotischer Ernährung oder Saftkuren und einem ehernen Durchhaltewillen kämpfen und geheilt werden und andere, die sich ausdrücklich im Gebet an Gott wenden, ebenso. Ist doch der Mensch nach biblischer Offenbarung als Gottes Ebenbild geschaffen. Da Gott Liebe und Heil ist, ist in dieser Sicht dem Menschen von Haus aus Heilungskraft mitgegeben. Menschen scheinen sich diese Kraft dann zu verwirken, wenn sie ihr Selbst verkümmern lassen. Das tritt ein, wenn sie innerlich krank werden und wahnhaft nachahmen. Besinnen sie sich jedoch in einem schweren Leid wieder ihres Selbst, nehmen sie ihr Leben erneut in die Hände, dann gewinnen sie offensichtlich diese Heilungskräfte zurück. Gott wirkt somit in ihnen, auch wenn die

Menschen sich nicht ausdrücklich auf Ihn berufen, ja, wenn sie scheinbar nicht einmal an Ihn glauben. Ist Er doch dem Menschen ganz nahe. So liest man im Koran: *„Und wahrlich, Wir erschufen den Menschen, und wir wissen, was ihm seine Seele einflüstert, denn Wir sind ihm näher als die Halsader.“* (Der Koran. Sure 50, Vers 16(15))

Dabei kommt es keineswegs darauf an, dass alle Erkrankten von der vordergründigen Erkrankung geheilt werden. Es geht vor allem um die tiefer sitzende, innerste Störung, von der der Mensch befreit werden muss, um geheilt zu sein. Diese Sichtweise wird durch verschiedene Fakten bekräftigt. Als Beispiel kann man Lourdes heranziehen: Im Februar 1858 erschien die Gottesmutter dem Mädchen Bernadette und ließ eine heilkräftige Quelle entspringen. Seit damals kommen jährlich bis zu mehreren Millionen Menschen nach Lourdes gepilgert, um geheilt zu werden. Alle Heilungen werden von den medizinischen Büros in Lourdes streng kontrolliert. So sind in 150 Jahren seit den Erscheinungen nur etwa 2000 Fälle als unerklärliche Heilungen anerkannt worden und davon gelten nur 65 als echte Wunder (nach C. Hirschberg und M. I. Barasch. Spontanheilungen. S. 141). Ich persönlich begleitete zwei Mal einen Krankentransport nach Lourdes. Alle Kranken, und die meisten waren schwer krank, hofften bei sich auf ein Wunder. Erlebt habe ich keines, aber etwas anderes geschah: Die meisten Kranken veränderten ihre Einstellung in Lourdes. Sie kehrten fröhlich und bereit, ihr Leiden geduldig zu ertragen, nach Hause zurück.

Ich selbst habe eine ganze Reihe von Patienten erlebt, bei denen ein körperliches Missgeschick dem anderen folgte: Sie kamen an die Dialyse, sie hatten ständige Gefäßprobleme, sodass die Dialyse in Frage gestellt wurde.

Es folgten Komplikationen um Komplikationen und doch strahlten sie mich stets zufrieden an. Sie waren körperlich krank aber zuinnerst geheilt. Ein Vorbild für uns alle!

Wie schon sehr oft betont, ist Heilung ein tieferer Prozess als Gesundung oder Reparatur. Heilung betrifft den ganzen Menschen und führt zum neuerlichen Beginn im Wachsen seines Selbst. Der Mensch beginnt, neu zu leben. Es handelt sich dabei um jenes Leben in Fülle, wie es durch die schöpferisch liebevolle Nachahmung ermöglicht wird. Dieses Leben ist so ganz anders als das Scheinleben im Kreise wahnhaft Nachahmender. Hier ist es laut und grell, erregt, ansteckend, voll von Leistung und überzeichneten Erlebnissen, alles äußerlich. Zurück bleibt eine Leere, die schnell wieder mit einem „Event“ gefüllt werden muss. Das echte Leben hingegen entwickelt sich in der Stille, es freut sich seiner selbst und liebt die Nächsten. Es vergleicht sich nicht, sondern ist ruhig und zufrieden mit dem, was ihm geschenkt ist. Dem Menschen wird in Heilung das geschenkt, was ihm als kleines Kind womöglich versagt wurde: die Liebe zu seinem echten Selbst.

7. Abschnitt
Sterben

„Gelobt seist Du, Herr, durch unsern Bruder, den leiblichen Tod; ihm kann kein lebender Mensch entrinnen. Wehe denen, die sterben in schweren Sünden! Selig, die er in Deinem heiligsten Willen findet! Denn sie versehrt nicht der zweite Tod.“
Franz von Assisi (Der Sonnengesang)

Eines wissen wir Menschen von Anfang an: Wir alle müssen eines Tages sterben. Daher ist es umso erstaunlicher, dass es viele gibt, die sich entsetzen, wenn es mit ihrem Leben zu Ende geht. Woran mag dies bloß liegen? Prinzipiell leben Menschen entweder in liebevoller Nachahmung oder sie kommen von der innersten Krankheit nicht los und verfallen dem nachahmenden Wahn zeit ihres Lebens immer mehr. Im Fall des Lebens in Liebe wachsen sie zunehmend in jenes Ich hinein, für das sie immer schon angelegt waren. Um so zu sich zu kommen, müssen sie aber auch, wie eine Schlange ihre Haut verliert, schrittweise alles, was sie an der Welt der Anderen festhält, ablegen. So können sie sich erst immer mehr dem Wesentlichen zuwenden. Ein großer Teil des sozialen Netzwerks, in das sie eingebettet sind, ist nämlich auch bei ihnen von Selbstsucht durchsetzt. Auch sie sind nicht ganz frei von den Begierden, die sich trotz aller guten Bemühungen bei den Anderen bedienen wollen. Von diesen müssen sie gereinigt werden. Für diese Entschlackung braucht der Mensch Krankheiten, Leiden, Alter, Gebrechen. Denn gerade die erzwungene Hilflosigkeit entkleidet die Menschen jeder Macht, führt sie aber, so sie diesen jämmerlichen Zustand liebevoll anzunehmen vermögen, tiefer in ihr wachsendes Selbst hinein. Der in seinem Körper verwelkende Mensch kann sich so aktiv an sein Leiden und seine Ohnmacht hingeben, dass eine geheimnisvolle Macht in ihm zu erstarken beginnt. Nun wird er erst wirklich Person, das heißt, er ist ganz bei sich und er ist frei.

Solche Menschen beginnen bereits auf dieser Welt in eine andere Dimension hinein zu leben, sie wirken tatsächlich wie Kraftwerke. Für Arzt und Betreuer sind sie eine Bereicherung. Nicht diese Patienten profitieren von den Behandlern, sondern umgekehrt, die Behandler von ihnen. Menschen dieser Prägung sind niemals einsam, auch wenn sie allein leben. Wenn sie die letzte Stunde nahen fühlen, so fällt ihnen noch so und so viel ein, was noch zu schaffen wäre, aber sie nehmen auch ihre irdische Begrenztheit ebenso dankbar an, wie all ihr restliches Leben. Das Alter, so es einem überhaupt vergönnt war, hat sie schon von vielem Ballast befreit und nun erleben sie in sich so viel Neues, das zur Entfaltung drängt, dass sie ganz auf ihr neues Leben ausgerichtet sind.

Zu dieser Sichtweise passt auch die Geschichte, die Marlo Morgan in ihrem Buch „Traumfänger"[13] über das Sterben der australischen Aborigines erzählt: *„Das Sterben ist für diese Menschen ein bewusster Willensakt. Im Alter von einhundertzwanzig oder einhundertdreißig Jahren, wenn der Gedanke an eine Rückkehr in die Ewigkeit dem Menschen sehr verlockend erscheint, fragt man die*

---

13 „Traumfänger" ist die Geschichte einer Amerikanerin, die von einem Stamm australischer Aborigines zu einem Walkabout, einer dreimonatigen Wanderung, durch die australische Wüste eingeladen wird und von ihren Erlebnissen mit diesem interessanten Volk.

Göttliche Einheit, ob es zum Besten aller ist. Dann lädt man zu einem Fest, um das eigene Leben zu feiern.

Seit Generationen gibt es bei den ‚Wahren Menschen' (so nennen sich die Aborigines selbst) den Brauch, alle Neugeborenen mit einem bestimmten Satz zu begrüßen: ‚Wir lieben dich und werden dir auf deiner Reise beistehen.' Bei der letzten Feier seines Lebens wird der scheidende Mensch von allen umarmt und mit ebendiesem Satz verabschiedet. Es ist der erste und letzte Satz im Leben eines Menschen! Danach setzt sich dieser Mensch in den Sand und stellt alle Körperfunktionen ein. In weniger als zwei Minuten ist er gestorben. Es gibt weder Tränen noch Trauer." (M. MORGAN. Traumfänger. S. 207)

Wenn Menschen sich hingegen ständig um Erfolg, Ansehen, Leistung, Macht, Geld und Beliebtheit bemühen, werden sie nie gesättigt werden. Ihr ganzes Wollen kreist ein Leben lang um dieses imaginäre, wertvolle Leben in Macht, das sie beim Anderen bewundern und bei sich selbst nie erreichen, weil es eben in Wahrheit nicht existiert. Für solche Menschen heißt tot sein: Aus der Scheinwelt der Mächtigen ausgeschlossen zu werden. Das passiert in der Bedeutungslosigkeit der Pension, auf dem Abstellgeleise des Alterns oder weil sich einfach niemand mehr für sie interessiert. Dann dösen sie verzweifelt vor sich hin, weil sie immer klarer sehen, sie werden ihre Lebenskraft, so wie sie sich diese vorstellten, nie mehr erreichen. An den irdischen Tod denken sie gar nicht, dieser wird tunlichst verdrängt. Wenn er sich dann trotz allem zu Wort meldet, trifft es solche Menschen natürlich immer unerwartet. Sie können mit dem irdischen Sterben nicht das Geringste anfangen, sie haben ja ihr Selbst nie wirklich gelebt. Sie hängen nach wie vor mit allen Fasern am

Sein des Anderen. Für sie ist das richtige Leben deshalb so unvorstellbar, weil sie das Wachsen und Loslassen noch nie begonnen haben. Sie verdrängen den Gedanken an den Tod und ihre Umgebung, die ebenso denkt wie sie, hilft ihnen dabei, indem sie das Sterben zu einem Tabu macht.

Leider sind heute viele Menschen von dieser Gesinnung geprägt. Mit anderen Worten, sie sind durch und durch von der innersten Krankheit befallen. Für sie ist der Tod zu einem Skandal geworden. Der schon oft zitierte Bernard Lown spricht bezüglich der Denkart, die er in den Vereinigten Staaten sieht, von der „Obszönität des Todes". Nach Lown geht diese Obszönität des Todes auf ein Amalgam aus fünf Faktoren zurück:

- *„auf eine Technologie, die das Leben fast unendlich verlängern kann,*
- *auf einen ärztlichen Berufsstand, der dem Tod den Krieg erklärt hat,*
- *auf ein Krankenhaus, das ein althergebrachtes Interesse daran hat, den üblicherweise aussichtslosen Kampf gegen den Tod auszudehnen,*
- *auf einen Patienten, der seine Rechte nicht kennt und nicht darauf eingestellt ist zu leiden und*
- *auf eine Öffentlichkeit, die dahingehend beeinflusst wird, vom ärztlichen Berufsstand nur Siege zu erwarten."*

(B. Lown. Die verlorene Kunst des Heilens. S. 324.)

Eigentlich kann man diesen Ausführungen nicht sonderlich viel hinzufügen. Läuft es doch in Europa nicht wesentlich anders ab. Wie wenig können wir Ärzte dem Tod abgewinnen, wie oft wird er von uns Ärzten zu Unrecht als Niederlage erlebt?! Auf der anderen Seite bestärkt der Zeitgeist die irrige Meinung vieler Patienten, dass aufgrund der rasanten Entwicklung der modernen Medizin das Sterben für sie nicht mehr so recht in Frage käme. Menschen dieser Prägung klammern sich an ihre Kreiswelten, aber gerade für sie wären Krankheit, Leiden und Tod die großen Chancen umzudenken. Sind Krankheit und Leiden bereits spurlos an ihnen vorübergegangen, so sollte man ihnen wenigstens im Sterben die große Chance des richtigen Lebens vor Augen führen. Peer Gynt[14] erkennt am Ende seines Lebens, dass er einer Zwiebel gleicht: viele Schalen ohne Kern. Trotzdem wird dieser Unglückliche durch die Liebe einer Frau gerettet, die ihr Leben lang auf ihn gewartet hatte. Dies bleibt die einzige Hoffnung, dass die Liebe, in welcher Form auch immer, dem Kranken in seinen letzten Stunden begegne.

Es versteht sich von selbst, dass wir Ärzte alles tun müssen, um das Sterben von Menschen zu verhindern. Unser Beruf ist es, sie einer Heilung zu zuführen. Da haben auch alle Methoden der Notfallmedizin, inklusive Reanimation bei Herzstillstand eines vormals Gesunden, ihren Sinn. Wenn aber Menschen durch Alter und/oder Krankheiten immer mehr körperlich dahin schwinden, so sieht jeder, dass sie bereits auf den Tod hin leben. Dies sollten sie dann so bewusst wie möglich tun. Hier kommt es wesentlich auf die Umgebung des Kranken an: auf die Ärzte, das Pflegepersonal, die Freunde und Angehörigen. Sie müssen dafür sorgen, dass der Sterbende seine letzte große Chance, sein Leben noch einmal zu überdenken und doch umzudenken, erhält. Freilich darf man mit diesen Wahrheiten nicht gefühllos umgehen. Man muss dem Kranken das anbieten, was er in seinem Zustand noch zu fassen vermag. Man muss sich aber auf der anderen Seite klar vor Augen halten, dass der Tod für jeden Einzelnen die einmalige, letzte Herausforderung seines Lebens ist. Diese darf man ihm niemals vorenthalten, das wäre unentschuldbar! Genau

14 „Peer Gynt", ein Drama von Ibsen.

hier wird der Mensch nämlich an der Stelle berührt, wo er immer sein sollte, in seinem einzigartigen Selbst oder an der Wunde, wo das kleine Pflänzchen „Selbst“ seinerzeit aus ihm herausgerissen wurde. Wenn er diesen Ort bis heute noch nicht gefunden hat, so scheint die Hand, die sich auf das Selbst richtet, ins Leere zu greifen. Der Kranke sollte sich dieser Hand jedoch nicht entziehen, denn sie ist seine letzte große Chance. Waren Krankheit und Leiden schon große Gelegenheiten, sich der innersten Krankheit bewusst zu werden und umzudrehen, um sich heilen zu lassen, so ist dies angesichts des Todes noch einmal möglich. Das Erleben ist nun auch intensiver und wirklich zu spät ist es nie dafür.

Wer ist angesichts des Todes schon sicher und blickt ruhig auf sein Leben zurück? Auch wenn man nicht total in wahnhafter Nachahmung aufgegangen ist, so bleiben genug Ungereimtheiten übrig, die man nicht mehr gut machen kann. Da gibt es den einen oder anderen Menschen, mit dem man sich noch versöhnen kann, aber was ist mit jenen, wo dies nicht mehr möglich ist, oder die das gar nicht wollen? Der einzige Weg aus dieser Misere heraus zu kommen, scheint mir die Versöhnung mit sich und seinem Schöpfer zu sein. Getragen von der Zuwendung seiner Umgebung – das Wichtigste ist wohl, dass der Kranke sich geliebt fühlt und wenigstens in diesen Augenblicken Gemeinschaft erlebt – kann er nun selbst daran gehen, zu vergeben und Vergebung zu erbitten. Das Schlimmste für einen Sterbenden wäre die Einsamkeit. Da stirbt er nur zu leicht in Verzweiflung und verpasst seine großen Gelegenheiten. Von liebevoller Umgebung getragen, vermögen sich die Kranken am ehesten mit sich und ihrem Leben auszusöhnen, auch ihren sterbenden Leib anzunehmen und so im letzten Augenblick ihr Selbst zu entwickeln. Dazu trägt natürlich der Glaube an den alles verzeihenden Gott bei, so dieser dem Sterbenden geschenkt ist.

Dazu möchte ich noch eine Geschichte erzählen, die ich so selbst erlebt habe: Ich erinnere mich an eine etwa sechzigjährige Dame, zu der ich gebeten wurde, weil ihr Hausarzt auf Urlaub war. Frau X litt an einem Krebs mit Metastasen. Es ging nun darum, ihr die letzten Lebenstage so erträglich wie möglich zu gestalten. Ihre erwachsenen Kinder umsorgten sie liebevoll. Sie schwebte ständig zwischen halbwachen und weniger wachen Momenten hin und her. Ich besuchte sie mehrmals am Tag und als ich eines Tages an ihrem Bettrand saß und sie sich bewusstlos stöhnend hin und her wälzte, hatte ich auf einmal den Gedanken: „Diese Frau kann nicht sterben. Sie kann nicht loslassen." So begann ich still zu beten. Ich betete, dass ich keine Ahnung hätte, ob und welchen Glauben die Dame habe. Ich betonte, dass ich mich nicht auskenne, nicht wüsste, was ich tun solle, ich bin ja auch kein Priester. Nach einiger Zeit kam mir folgender Einfall: Ich meinte der ältesten Tochter gegenüber, die Mutter solle sich mit allen Menschen versöhnen, mit denen sie nicht im Klaren sei. Die Tochter blickte mich ungläubig an und als die Patientin wieder einmal wach war, teilte sie ihr meinen Wunsch mit. Wie mir die Tochter später erzählte, geschah nun etwas Wunderbares. Die Mutter meinte zuerst, sie hätte mit niemanden eine Rechnung offen und dann fiel sie wieder in ihr Coma. Beim nächsten Erwachen setzte sie sich im Bett auf, ließ sich Telefon und Telefonbuch bringen und begann die verschiedensten Leute anzurufen. Unter anderem kam es auch zu Bitten um Verzeihung, die genauen Details weiß ich nicht. Danach verlangte sie zu essen, später schlief sie ein und einige Stunden danach war sie friedlich entschlafen.

Tolstoi widmet seine Novelle „Der Tod des Iwan Iljitsch" einem Mann, dem es sein Leben lang um Ansehen und Erfolg ging und den die todbringende Krankheit überraschte und ihn in der Einsamkeit festnagelte. Die Liebe seines Dieners und die seines kleinen Sohnes führen zu einem Umdenken. „‚Nun, wo bist du denn, Schmerz?' Er lauschte. ‚Ja, da ist er. Nun, mag es schmerzen.' Und der Tod? Wo ist er? Er suchte seine bisherige Todesfurcht und fand sie nicht. Wo war er? Was war der Tod? Er empfand nicht die geringste Furcht, denn es gab gar keinen Tod. Statt des Todes war Licht da. ‚Das ist es!' sagte er plötzlich laut. ‚Welche eine Freude!'" (L. Tolstoi. Meistererzählungen. Der Tod des Iwan Iljitsch. S. 154)

Ein Funken muss lediglich überspringen und der Kranke kann sich mit einem Schlag geliebt fühlen. Dann kann er – vielleicht zum ersten Mal in seinem Leben – sein Ich umfassen, dafür „danke" sagen – und wenn auch nur für Augenblicke sein neues Leben beginnen. Im 20. Kapitel des Matthäus-Evangeliums wird uns die tröstliche Geschichte von den Arbeitern im Weinberg erzählt, denen der Besitzer, nämlich Gott, gleich viel Lohn (das Himmelreich) ausbezahlt, egal, ob sie zur ersten Stunde, also frühmorgens, oder zur letzten, am Abend, mit der Arbeit begonnen haben. Auf diese Umkehr im letzten Augenblick ist immer zu achten. Sie widerfährt dem Kranken oft ganz unerwartet als eine letzte und entscheidende Gnade.

Lässt man sich diese Überlegungen durch den Kopf gehen, so sieht man, dass alle Bemühungen, die Menschen zu einer Heilung zu führen, im Tod als endgültige Herausforderung vor dem Sterbenden stehen. Ich bin mir immer sicherer in der Erkenntnis, dass es die Hauptaufgabe des Menschen auf dieser Erde ist, sein Selbst zu entfalten, es in Vernetzung mit den anderen Menschen wachsen zu lassen, um es dann dem, der es einem geschenkt hat, für ein neues, noch unbekanntes Leben in Fülle hinzugeben.

Auch, wenn man vor dieser Zeit des Sterbens den inneren Umschwung aus der innersten Krankheit noch verpasst hat, im Sterben begegnet einem die letzte, aber auch die deutlichste Chance, dies nachzuholen. Gerade im Sterben mit seinem großen Heilsangebot heißt es für alle anderen ehrfürchtig zu verharren, und auf keinen Fall als törichter technokratischer Homunculus diese einmalige Situation durch eine so genannte aktive Euthanasie, einem schlichten Mord, zu zerstören.

Dem Sterbenden muss man die Zeit lassen, die ihm gegeben ist, um sich innerlich zu verwandeln. Was hier vorgeht, kann kein Außenstehender beurteilen. Vielleicht gelingt dem Kranken in dieser letzten Situation schlussendlich dieselbe Einstellung, wie sie das Buch Ijob ausdrückt: „Nackt kam ich hervor aus dem Schoß meiner Mutter. Nackt kehre ich dahin zurück. Der Herr hat gegeben, der Herr hat genommen; gelobt sei der Namen des Herrn.“ (Ijob 1, 21). So vermag der Sterbende für sich zu denken und zu beten, dies allerdings leichter, wenn er dabei von einer liebenden Gemeinschaft getragen wird. Er braucht die Menschen, die ihm gut tun. Zur echten Begleitung taugen jetzt nur jene, die sich in diesen einzelnen Sterbenden wirklich einzufühlen vermögen. Wie man nur dann das Leiden recht annehmen kann, wenn man in eine Gemeinschaft eingebettet ist und sein Ich besser erlebt, so ist dies noch ausgeprägter im Sterben der Fall. Welche Gesinnung diese Freunde auch immer haben, sie werden, und seien sie auch Atheisten, durch ihr Mitgefühl durchaus imstande sein, mit dem Sterbenden zu beten. Alle Menschen, die hier noch irgendwelche Anordnungen treffen, sollten angesichts des Übergangs des Sterbenden in eine wesentlichere Wirklichkeit innehalten. Es wäre segensreich, wären sie und ihre möglichen Entscheidungen, die für den Sterbenden noch zu treffen sind, gemeinsam mit dem schwer Kranken in eine Atmosphäre des Gebetes eingehüllt, dann nähme alles seinen rechten Lauf.

Während sich innerste Krankheit im ständigen Nehmen vom Anderen zeigt, so weist sich der Weg zum Selbst als fortwährendes Geben an die Nächsten aus. So löst sich der Mensch schrittweise von all seinen Fesseln und wird frei. Die letzte Hingabe jedoch, nämlich die des eigenen Lebens, ist der endgültige Schritt zur Heilung. In diesem überlässt sich der Sterbende in seiner so gewonnenen Freiheit ganz dem, der ihm das Leben geschenkt hat.

„‚Karamasow!' rief Kolja. ‚Ist es wirklich wahr, was die Religion lehrt, dass wir alle von den Toten auferstehen und neu leben und einander wieder sehen werden, wir alle und auch Illuschetschka?' ‚Gewiss werden wir auferstehen; gewiss werden wir einander wieder sehen und froh und fröhlich alles, was war, einander erzählen', antwortete Aljoscha, halb lachend, halb begeistert." (DOSTOJEWSKIJ, Die Brüder Karamasow, S. 1026)

Verwendete Literatur

ABRAHAMIAN, H., BRUNS, V., GRÜNSTÄUDL, V., Den letzten Weg gemeinsam gehen. Wien 2007.

BARBER, B. J., Consumed! Übersetzt von F. Griese. New York/London 2007.

BINSWANGER, H. C., Die Glaubensgemeinschaft der Ökonomen. München 1998.

BOLZANO, K., Die Neidgesellschaft. Wien 2007.

BOULAD, H., Die Vernunft des Herzens. Übersetzt von H. Westenberger. Salzburg, Wien 2003.

COMPTON, J. M., Victim of the Muses. Washington D. C. 2006.

DIE BIBEL, Altes und Neues Testament. Einheitsübersetzung. Freiburg, Basel, Wien 1993.

DER KORAN, Übersetzt von Max Henning. Stuttgart 1960.

DILLER, HANS v., Hippokrates. Ausgewählte Schriften. Übersetzt und herausgegeben von H. Diller. Stuttgart 1994.

DOSTOJEWSKIJ, F. M., Die Brüder Karamasow. Übersetzt von H. Ruoff, R. Hoffmann. München 2004

FRIEDMAN, T. L., Die Welt ist flach. Übersetzt von H. Freundl, E. Knörer, T. Pfeiffer. Frankfurt/Main 2008.

GIRARD, R., Das Ende der Gewalt. Übersetzt von Dr. August Berz. Freiburg i. Br. 1983.

GIRARD, R., Der Sündenbock. Übersetzt von E. Mainberger-Ruh. Zürich 1988.

GIRARD, R., Das Heilige und die Gewalt. Übersetzt von E. Mainberger-Ruh. Frankfurt a. Main 1992.

GIRARD, R., Figuren des Begehrens. Übersetzt von E. Mainberger-Ruh. In: Beiträge zur mimetischen Theorie. Band 8. Thaur-Wien-München und LIT Verlag, Münster-Hamburg-London 1999.

GIRARD, R., Ich sah den Satan vom Himmel fallen wie einen Blitz. Übersetzt von E. Mainberger-Ruh. München Wien 2002.

GRUEN, A., Der Wahnsinn der Normalität. München 1998.

HARTL, T., HOFER, R., Geheilt! Wien 2008.

HEIDEGGER, M., Sein und Zeit. Tübingen 1960.

HIRSHBERG, C., BARASCH, M. I., Spontanheilungen. Übersetzt von E. Heinemann, R. Pfleiderer, M. Reitz. Augsburg 1997.

HUXLEY, A., Schöne neue Welt. Übersetzt von H. E. Herlitschka. Frankfurt a. Main 1999.

KAFKA, F., Die Verwandlung. Stuttgart 2001.

LASCH, CH., Das Zeitalter des Narzissmus. Übersetzt von G. Burmundt. München 1986.

LEWIS, C. S., Über den Schmerz. Übersetzt von H. und J. Pieper. München 1978.

LOWN, B., Die verlorene Kunst des Heilens. Übersetzt von H. Drews. Stuttgart 2004.

LÜTZ, M., Lebenslust. München 2002.

MORGAN, M., Traumfänger. Übersetzt von A. Rademacher. München 1995

MÜLLER, J., Die infantile Gesellschaft. Kiel 2007.

ORWELL, G., 1984. Übersetzt von K. Wagenseil. Zürich 1960.

PALAVER, W., René Girards mimetische Theorie. Münster 2003.

RAMACHANDRAN, V., BLAKESLEE, S., Die blinde Frau, die sehen kann. Übersetzt von H. Kober. Hamburg 2002.

RATHEISER, K., Dauerfeuer. Wien 2006.

RATHEISER, K., Der missachtete Mensch, Wien 2007.

SCHNEYDER, W., Krebs. München 2008.

SCHWAGER, R., Erbsünde und Heilsdrama. Münster 2004.

SCHWARZENBERG, T. v., Mein Weg zurück ins Leben. Wien 2006.

STELZIG, MANFRED, Keine Angst vor dem Glück. Salzburg 2008.

TOLSTOI, L. Meistererzählungen. Übersetzt von A. Luther, E. Müller, A. Scholz. Zürich 1985.

WEIL, A., Spontanheilung. Übersetzt von Anni Pott. München 1995.

laus Bolzano

)ie Neidgesellschaft

Varum wir anderen nichts gönnen

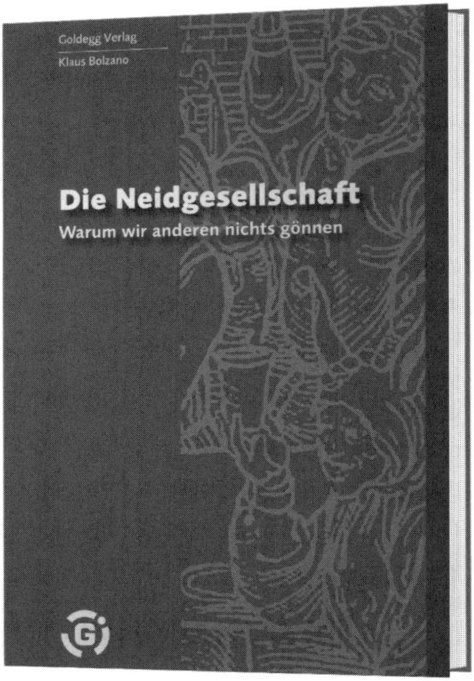

)ie Kirschen, die im Garten des lachbarn wachsen, versprechen mmer die süßesten zu sein. Wir eiden anderen Aussehen, Macht, esellschaftliche Stellung, Besitz, nd glückliche Beziehungen.)urch Nachahmung imitieren wir 'erhaltensweisen und versuchen len gleichen Lebensstandard zu rreichen, um in die idealisierten reise zu gelangen. Dahinter steht tets das Ringen um Ansehen und ufmerksamkeit. In diesem Buch rklärt der Autor die Ursachen ür unseren Neid und das nachhmende Streben und öffnet uns nit vielen Beispielen die Augen ür Situationen, in denen wir uns lle als Neider wiederfinden.

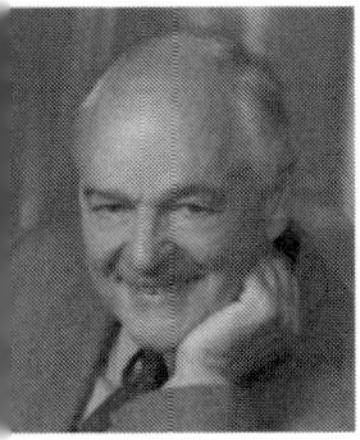

Dr. Klaus Bolzano, ist Facharzt für Innere Medizin, war Primar. Er habilitierte sich, beschäftigt sich intensiv mit philosophischen und theologischen Themen und hält Vorlesungen an verschiedenen Universitäten.

GOLDEGG VERLAG

Hardcover, 152 Seiten
Format 11,5 x 19 cm
ISBN: 978-3-901880-08-7

Preis: 19,[90] €

stellen Sie unter +43 (0) 1 505 43 76-30 oder per Fax: +43 (0) 1 505 43 76-20 oder unter verlag@goldegg-verlag.com

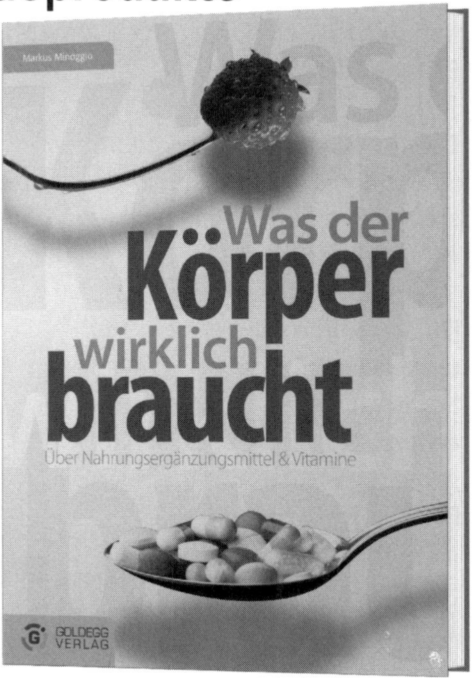
Markus Minoggio
Was der Körper wirklich braucht
Über Nahrungsergänzungsmittel & Vitamine
GOLDEGG VERLAG